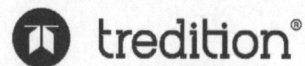

AF178914

Kato D. Kalypso

Noa, der kleine Noa und die Liebe

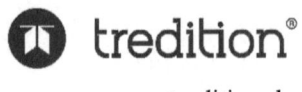

www.tredition.de

© 2017 Kato D. Kalypso
Umschlaggestaltung, Illustration: Kato D. Kalypso, Corinna Podlech
Bildrechte Cover: © odilepascal, fotolia.com
Korrektorat: Corinna Podlech, Hamburg

Verlag: tredition GmbH, Hamburg
ISBN:
Paperback ISBN 978-3-7345-8959-1
Hardcover ISBN 978-3-7345-8960-7
e-Book   ISBN 978-3-7345-8961-4

Printed in Germany

Bibliografische Information der Deutschen Nationalbibliothek:
Die Deutsche Nationalbibliothek verzeichnet diese Publikation in der Deutschen Nationalbibliografie; detaillierte bibliografische Daten sind im Internet über http://dnb.d-nb.de abrufbar.

Inhaltsverzeichnis

1. Das verzweifelte „Ich"!

Nie wieder! Nie wieder so etwas, ich bin zu alt für diesen Scheiß! Ehrlich gesagt hätte ich mir solche Dates schon früher ersparen können, dann wäre ich heute nämlich viel weiter in meinem Leben, auch ruhiger und entspannter und vor allem wüsste ich, zu wem ich gehöre. So ist es nur erbärmlich und nicht mehr lustig. Ich bin fast 30, ich bin immer noch der Hübscheste unter meinen Freunden, Arbeitskollegen und sogar unter den Fitnesskumpels. Wenn ich irgendwo hingehe, stehe ich sofort im Fokus. Mädchen, Frauen und gar Kerle schauen mir hinterher. Aber was habe ich davon? Ich lebe nach einer Trennung bei meinem guten Freund, der in einer neuen Beziehung ist und sie voll auslebt, deswegen benutzt er seine Wohnung so gut wie nie. Zum Zusammenziehen ist es noch zu früh, also kann ich eine Weile bei ihm leben, bis ich selber etwas gefunden habe.

Aber ehrlich gesagt werde ich traurig, wenn ich mir die Wohnungsannoncen ansehe. Irgendwie will ich nicht alleine umziehen, ich will auch eine Frau an meiner Seite haben, ich bin gern in einer Beziehung, obwohl ich bis jetzt nur eine richtig feste hatte. Man kommt nach Hause und da ist jemand, mit dem man reden, lachen, diskutieren, streiten, zusammen essen und schlafen kann. Einfach leben! Sowas ist schön. Aber das geht nur mit einer Person, mit der man sich richtig gut versteht. Und was ich auf alle Fälle festgestellt habe ist, dass Gegensätze sich zwar anziehen, doch nach ein paar Jahren sind sie weder süß noch lustig, sie sind dann nur noch lästig und kaum zu ertragen und irgendwann scheitert man gerade deswegen.

Ich bin aus meiner Beziehung raus und fühlte mich leer, ich musste etwas verändern und bin zu meinem Freund gezogen und habe meine Arbeit gewechselt, das Einzige, was gleich geblieben ist, ist mein Training. Ich gehe fünf bis sechs Mal pro Woche seit zehn Jahren ins Fitnessstudio und sehe dementsprechend aus. Ich bin stolz auf meinen Body, ich rauche und trinke nicht und ernähre mich gesund, viel Eiweiß für die Muskeln und viele Vitamine für eine schöne Haut. Ich gehe alle zwei Wochen zum Friseur, es sei denn, ich will etwas Neues ausprobieren, dann lasse ich sie wachsen. Ich lasse mir regelmäßig meine Körperhaare entfernen und habe ein paar coole Tattoos sowie Piercings. Ich achte immer auf die Mode, meine Exfreundin hat gesagt, ich sei eine „sehr männliche Tussi", habe einen Haufen passende Accessoires, rieche immer gut und trotzdem liege ich alleine im Bett, das nicht einmal mir gehört, und bin einsam. Ich träume immer denselben Traum von einer Prinzessin für mich, die mir ähnelt, die zu mir passt, die mich so liebt, wie ich bin und die ich lieben kann, weil sie sie ist. Diesen Traum habe ich bereits als 17-Jähriger gehabt und hätte niemals gedacht, dass er nie in Erfüllung geht.

Aber eines weiß ich sicher, nie wieder ein Date wie heute! Sowas ging noch nie gut, wieso mache ich es? Sie sind jung, hübsch, willig, sprechen mich an, machen mir Komplimente und manchmal streiten sie sich sogar um mich. Es puscht natürlich mein Ego, alle Arbeitskollegen beneiden mich, sagen immer „Du hast es gut, du musst nichts tun, die kommen von alleine zu dir, wie machst du das?" Dann verabreden wir uns unter den Arbeitskollegen erst in einer Gruppe, gehen essen, kegeln, haben Spaß, danach geht's in den Club oder in die Disco. Und dann, nach ein paar Drinks, will sie mich unbedingt anfassen, meine Muskeln fühlen, mich küssen. Sie ist ein hübsches Ding, aber irgendwas fehlt. Wir reden, wir lachen, wir haben Spaß, aber irgendwas in mir sagt „Ich weiß nicht!". Dann bittet sie mich um ein Einzeldate, ich sage zu, warum denn auch nicht? Mal schauen. Ich mache mich fertig und fahre hin, sie ist sehr aufgestylt erschienen, wir gehen ins Kaffeehaus, setzen uns und bestellen was zu trinken, führen ein wenig Small Talk und dann – NICHTS!!! Ich versuche das Gespräch irgendwie anzukurbeln, stelle Fragen, wähle unterschiedliche Themen aus, aber es kommt nichts. Und die Gegensätze sind gewaltig zwischen ihr und mir, mein Leben ist sportlich und diszipliniert, sonst sähe ich nicht so aus, wie ich aussehe, sie hasst Sport, ich achte auf meine Ernährung und sie liebt das Mekki-Essen, ich rauche und trinke nicht, sie braucht eine Schachtel am Tag und ein Wochenende ist kein richtiges Wochenende, wenn sie nicht ein paar Promille hat und feiern kann. Sie ist 24 und will noch was erleben, ich will nicht mal wissen, was sie erleben will und ich möchte nur noch nach Hause, das nicht mal mein Zuhause ist, Hauptsache hier weg. Sie versucht das Gespräch auf einen One-Night-Stand zu bringen, also will sie mich ins Bett haben. Was bin ich? Ein Zuchtbulle oder ein Toy-Boy? Es reicht und ich sage ihr, dass ich nix davon halte und sowas noch nie hatte und nie wollen werde, weil ich sowas nicht nötig habe. Ich verabschiede mich und gehe. Ich wollte ihr richtig die Meinung geigen, aber ich arbeite mit ihr und bin erst seit ein paar Wochen dabei und es gefällt mir dort, ich will das alles wegen sowas nicht aufs Spiel setzen. Ich habe meinen Arbeitsbereich und sie ihren, das wird schon gehen.

Und da bin ich jetzt, in der Wohnung meines Freundes, allein, enttäuscht und voller Gedanken.

2. Hoffnung

Ich gehe am Montag zur Frühschicht, nach dem enttäuschenden Wochenende tut es gut, wieder zu arbeiten. Gleich zu Beginn kommt unser Chef und sagt uns, dass wir neue Mitarbeiter bekommen und wir uns darauf einstellen sollen. Eine halbe Stunde später spazieren ein paar Leute rein. Ein komisches Gefühl, da ich ja selber erst vor ein paar Wochen angefangen habe. Ein Mädchen war unter ihnen, sie stand sehr schüchtern und ängstlich da, schaute oft auf den Boden. Irgendwie ist sie süß, nicht ganz so das, was ich normalerweise ansprechen würde oder was mich eher anspricht, aber meine Augen wanderten immer wieder zu ihr. Ich höre genau zu, als der Chef uns die Neuen vorstellt, sie heißt Lisa, ein schöner Name und er passt zu ihr. Ich mache meine Arbeit und schaue mir Lisa immer wieder an, wie unbeholfen und verloren sie zuweilen dasteht, ihr manchmal ein kleines Lächeln über ihr Gesicht wandert, wenn sie etwas tun darf, bei dem sie sich auskennt und wobei sie sich sicher fühlt.

Irgendwie gefällt sie mir, obwohl sie eigentlich so gar nicht meins ist. Merkwürdig! Die Schicht ist zu Ende, Lisa ist von ihren Qualen heute erlöst und ich nehme sie in meinen Gedanken mit, aber wieso eigentlich? Sie passt doch so gar nicht in mein Schema. Ich fahre nach Hause, gehe trainieren, komme zurück, dusche, fahre kurz einkaufen, mache mir mein Essen und meine Brotzeit, schaue noch ein wenig fern und gehe zeitig schlafen. Um vier in der Früh klingelt der Wecker, es ist eigentlich ein ganz normaler Tag, bis auf die immer wiederkehrenden Gedanken an Lisa. Ich weiß nichts von dieser Frau, aber in meinem Kopf stauen sich langsam die Gedanken. Aber wieso? Sie ist so gar nicht mein Typ. Ich komme wie immer in die Arbeit, aber meine Augen begeben sich sofort auf die Suche nach Lisa. Da ist sie und steht dort ganz alleine, kommt mir so verloren vor und wir gehen alle hoch zur Schichtübergabe. Die Nachtschicht geht und alles beruhigt sich etwas. Ich setze mich an meine Maschine und fange mit dem Tagesprotokoll an, da kommt Lisa und klopft leicht an meine Schulter. Ich schaue hoch und höre sie sagen: „Entschuldigung, dass ich dich störe, aber ich soll heute bei dir an der Sichtstrecke arbeiten." Sie schaut mich mit ihren großen blauen Augen und ein wenig Angst im Gesicht an. Ich stehe auf und merke, wie sie mich dezent mustert. Es wäre schön, wenn ich Gedanken lesen könnte. Ich gehe vor und sie tapst mir hinterher. Ausgerechnet sie soll an meiner Maschine arbeiten, wo doch noch acht andere zur Verfügung stehen, etwa Zufall? Ich zeige ihr ihren Platz, sie setzt sich und ich versuche ihr zu erklären, worum es hier geht und worauf sie achten muss.

Da steht sie auf, streckt ihre Hand in meine Richtung und sagt: „Ich heiße Lisa, und du?".

„Noa, ich heiße Noa."

„Sehr angenehm, freut mich."

„Ja, mich auch."

Ich war verblüfft, sie ist vielleicht gar nicht so schüchtern und sie weiß sich zu benehmen. Schon wie sie ihre Hand ausstreckte, mich ansprach und mir in die Augen schaute war so elegant. Ich erklärte ihr alles Schritt für Schritt, sie begriff sehr schnell und stellte mir konkrete und sehr gezielte Fragen. Sie arbeitete sehr gut für den zweiten Tag und verblüffte mich immer mehr, aber sie schien so gar kein Interesse an mir zu haben und meines wuchs mit jeder Stunde. Was ist los? Normalerweise baggern mich die Frauen doch immer an, oder zumindest ein bisschen, aber Lisa keineswegs. Es kommt zur ersten Pause und ich frage sie, wo sie üblicherweise die Pause verbringt. Sie erzählt mir, dass sie in den Pausenraum der Nichtraucher geht, weil sie den Qualm nicht mag. Ich sagte ihr, dass ich auch nicht rauche und bot ihr an, gemeinsam zu gehen. Sie sagte zu und begleitete mich. Wir setzten uns, packten unsere Brotzeit aus und ich schaute nicht schlecht, als wir beinahe das gleiche dabei hatten. Vollkornbrot mit Putenbrust, Joghurt und Obst. Sie hatte aber auch noch ein wenig Salat auf ihrem Brot. Ich nicht. Ich musste sie gleich fragen:

„Achtest du auf deine Ernährung?"

„Na ja, gezwungenermaßen, ich will nicht zu dick werden."

„Machst du auch Sport?"

Sie antwortete mit breitem Lächeln: „Na ja, gezwungenermaßen, ich will nicht zu fett werden. Wie viel hartes Training und Disziplin steckt eigentlich in deinem Körper, oder ist das deine Leidenschaft?"

Ich war baff, es hat mich noch keine Frau so danach gefragt, es kam oft sowas wie „Oh, geiler Body, wie lange trainierst du?", aber so wurde ich noch nie gefragt.

Ich antwortete: „Ich trainiere mit Leidenschaft seit circa zehn Jahren und schaue, dass ich mich richtig ernähre."

„Ja, das sieht man, ich muss immer meinen inneren Schweinehund überwinden!"

Die Pause war vorbei, wir gingen wieder zum Arbeitsplatz zurück, ich sah sie nach diesen 15 Minuten mit komplett anderen Augen. Wir arbeiteten weiter und sie machte es gut, wenn sie etwas wissen wollte, hat sie mich immer mit Bedacht und Eleganz danach gefragt. Wenn sie lachte, lachte sie ehrlich und wenn sie sprach, dann sinnreich. Sie stellte sich nicht in den Mittelpunkt wie die Frauen, die ich bis jetzt kannte und wurde trotzdem gesehen und kam zum Ziel.

Sie faszinierte mich langsam und ich fing an, immer mehr über sie nachzudenken. Sie mag Sport, ernährt sich gesund, raucht nicht und kennt sich mit Training aus. Sie arbeitet im Schichtdienst und das muss man können, mögen und verstehen. Außerdem ist sie intelligent und hübsch. Obwohl sie so gar nicht mein Typ war, wuchs mein Interesse an ihr. Vielleicht könnte sie ja die Frau sein, mit der ich glücklich werden kann? Mit jedem weiteren Arbeitstag und jeder weiteren Pause erfuhren wir mehr über uns und sie erzählte mir, dass sie sich vor kurzem getrennt hat, weil sie betrogen worden ist und vorübergehend bei ihrer besten Freundin wohnt. Was für ein Zufall! Dass sie die Arbeit gewechselt hat, sonst müsste sie jeden Tag ihren Ex und seiner Neuen begegnen und das wäre ihr ein wenig zu viel gewesen, und dass sie nun auf Wohnungssuche sei, aber sich das noch nicht so richtig vorstellen könne, so alleine umzuziehen. Ich hörte mir das alles mit Erstaunen an und meine Hoffnung wuchs und sie schien mich zu mögen, sonst wäre sie ja nicht mit mir in die Pause gegangen oder hätte nicht mit mir arbeiten oder sprechen wollen. Irgendwas entwickelte sich da, aber was?

3. Überraschende Wende

Ich ging gerne zur Arbeit und freute mich auf Lisa, ihr süßes Lächeln und ihr „Guten Morgen" in der Früh, sie arbeitete fleißig und wir kamen gut voran. Auf die Pausen freute ich mich am meisten, weil wir gut miteinander reden und lachen konnten. Ich mochte sie immer mehr und obwohl sie gar nicht mein Typ war, gefiel sie mir und es entwickelte sich was zwischen uns, aber was? Freundschaft? Oder zukünftige Liebe? Sie fing an, mir mehr Fragen über mich zu stellen, also hat sie auch irgendwie Interesse, oder etwa nicht? Ich wurde nicht schlauer, denn normalerweise gehen die Frauen auf mich zu und es ist sehr schnell klar, dass sie mich wollen, aber bei Lisa war ich mir gar nicht sicher, ob und was sie von mir will. Komischerweise störte es mich aber nicht, es war eher aufregend.

In der nächsten Woche hatten wir nur drei Tage Spätschicht, die vergingen sehr schnell, dann bekamen wir vier Tage frei und in diesen Tagen dachte ich sehr oft an sie.

Sonntagabend begannen wir mit der Nachtschicht und Lisa sagte: „Ich habe einen Kuchen gebacken, auch für dich, du kannst gerne ein paar Stücke mitnehmen. Wir haben heute drei Pausen, also hast du genügend Zeit zum Naschen."

Ich fand es süß, dass sie auch für mich etwas gebacken hat, aber um diese Uhrzeit esse ich nichts Süßes, deswegen nehme ich mir was zum Frühstück mit.

Wir gingen zur ersten Pause und sie nahm ihren Kuchen mit. Schokobrownies, lecker!

Sie fragte: „Willst du ein großes oder ein kleines Stück?"

Ich schaute sie an und wollte ihr erklären, dass ich sowas jetzt nicht essen kann, als sie zu mir sagte: „Hm, ich habe nicht nachgedacht, du wirst jetzt wohl nichts davon essen können, oder? Aber zum Frühstück geht es, hab ich recht?"

Ich schaute sie verblüfft an und nickte.

„Sorry, habe ich vergessen. Du bist wie Hedda, Disziplin und Sport!"

Ich fragte mich, wer Hedda ist und holte meinen fertig abgepackten Salat raus, öffnete ihn und schmiss die verpackte Soße weg.

„Nun hör aber auf!"

„Wieso?"

„Lass mich mal raten, du mischt das jetzt mit Salz und entweder Thunfisch aus der Dose oder Putenstreifen, dann ein bisschen abschmecken und fertig, hab ich recht?"

Ich schaute sie verlegen an und holte meine Thunfischdose aus der Tasche und Kräutersalz.

Sie fing an zu lachen und sagte immer wieder „Wahnsinn!"

Ich fragte sie verblüfft: „Wieso Wahnsinn?"

„Du bist wie Hedda, weißt du? Ich mag dich und komme gut mit dir klar, weil du wie sie bist, nur eben männlich."

„Wer zum Geier ist Hedda?"

„Meine beste Freundin, ich wohne vorübergehend bei ihr, was ich dir schon mal erzählt habe."

„Aha, aber warum ist sie wie ich?"

„Na ja, es gibt sehr viele Gemeinsamkeiten zwischen euch. Immer freundlich, herzlich, offen für alles und das Lebensmotto lautet: Sport mit Leidenschaft. Wenn sie wegen Zeitmangel oder der Gesundheit nicht trainieren darf, ist sie unglücklich. Jede freie Minute wird für die Bewegung genutzt. Sei es Radfahren, Trainieren auf dem Crosser oder Bauch-Beine-Po-Übungen vor dem Fernseher, während sie die Simpsons sieht, keine Soaps, oder Laufen und Schwimmen bei schönem Wetter. Sie fährt viel Fahrrad und ernährt sich super gesund, naschen geht bei ihr nur bis 13 Uhr. Sie möchte viel reisen und wenn sie die Zeit und das Geld hat, dann tut sie das auch. Ist sehr spontan, ein wenig eitel und selbstverliebt, wie du. Ist modebewusst, hat immer die passenden Frisuren und Accessoires, mag Piercings und Tattoos, aber bis jetzt nur an anderen. Sie hat eins und selbstverständlich mit tiefer Bedeutung und nicht nur als Modeerscheinung. Als ich dich anfangs kennenlernte, dachte ich schon, dass du wie sie bist. Deswegen komme ich so gut mit dir klar, du bist wie Hedda, nur männlich!"

Sie lachte mich an und ich dachte mir nur „Es gibt sie wirklich!". Ich habe schon immer von einer Frau mit meinen Eigenschaften geträumt. In nicht einmal fünf Minuten stand mein Leben auf dem Kopf, wie kann es sein? Plötzlich wurde mir ganz anders. Ich wollte sie gleich nach ihr fragen, aber die Pause war zu Ende und wir mussten wieder arbeiten.

In meinem Kopf brodelte es. Wer ist Hedda? Wie ist Hedda? Wie sieht sie aus? Ist sie überhaupt zu haben und was zum Geier ist auf einmal mit mir los? Bin ich denn ganz bescheuert? Ich war so in Gedanken vertieft, alles drehte sich um die mysteriöse Hedda. Sie schien perfekt für mich zu sein! Sie ist die beste Freundin von Lisa und mit ihr kam ich hervorragend klar. Ich mochte sie sehr und irgendwie entwickelte sich eine kleine Freundschaft zwischen uns und die besten Freundinnen ähneln sich. Also würde ich sie bestimmt auch mögen und diese Liebe zum Sport, gesundem Essen, Reisen? Mann, sie ging mir einfach nicht aus dem Kopf.

Die Nachtschicht verging wie im Flug und zum Schluss gab mir Lisa ein schönes, großes Stück von den Brownies und sagte: „Du und Hedda habt heute das gleiche Frühstück, meine leckeren Schokobrownies."

Dieser Gedanke war merkwürdig und wunderbar zugleich. Ich fuhr nach Hause, aß meine Brownies und lachte die ganze Zeit dabei. Irgendwo in der Nähe isst Hedda auch die gleichen Brownies zum Frühstück. Ein wunderschöner Gedanke. Ich ging ins Bett und schlief sofort ein.

4. Der Wunsch: Kennenlernen Hedda

Ich stand auf, aß etwas, ging ins Training und dachte die ganze Zeit, dass ich Lisa heute irgendwie nach Hedda fragen muss, weil sie mir nicht aus dem Kopf ging und bevor ich mich verrückt mache, frage ich lieber. Sie schien mir so wunderbar und passend, dass ich mich nur zu sehr reinsteigern konnte, aber vielleicht hat sie einen Freund und ist gar nicht zu haben. Ich beendete mein Training, ging duschen, zum Friseur und einkaufen, bereitete alles für die Arbeit vor und konnte es nicht erwarten, Lisa zu sehen und nach Hedda zu fragen. Aber wie? Ich habe doch erst vor ein paar Stunden von ihrer Existenz erfahren. Mann, sie machte mich jetzt schon verrückt!

Ich fuhr zur Arbeit und überlegte mir, wie ich Lisa nach Hedda fragen sollte, weil ich ja nicht blöd rüberkommen wollte. Sie soll nicht denken, dass ich komplett bescheuert bin. Ich kam zur Arbeit und freute mich auch Lisa und ihr Lächeln, aber ich war so aufgeregt. Ich wollte, dass jetzt gleich Pause ist, um sie zu fragen. Ich legte mir ein paar Gedanken zurecht, wie ich das am besten anstellen konnte. Da kam Lisa auf mich zu, begrüßte mich mit einem Lächeln, fragte, ob ich gut geschlafen und süß geträumt habe, vielleicht ja von Hedda?

Es traf mich wie ein Schlag! Halleluja! Sie fragt mich nach Hedda, das wollte ich doch machen! Na, und jetzt? Ich entschloss mich ganz einfach, ihr es so zu sagen, wie ich es fühlte. „Ja, ehrlich gesagt, habe ich wirklich über sie nachgedacht. Du hast mir gestern so viel von ihr erzählt, dass es mich zum Staunen gebracht hat. Du hast recht, sie ist wirklich wie ich und ich hätte sie gerne kennengelernt."

„Ich befürchte aber, dass es so nicht gehen wird."

„Wieso?"

„Na ja, von Verkuppeln hält sie nichts und wenn sie es merkt, können wir beide sofort einpacken. Abgesehen davon sagte sie, dass sie zurzeit die Schnauze gestrichen voll von Typen hat und konzentriert sich eher auf das Lernen, weil sie bald studieren will."

„Aha, wieso die Schnauze voll von Typen?"

„Sie ist seit ein paar Monaten aus einer Beziehung raus, weil er sie betrogen hat und um sich abzulenken, hat sie wieder angefangen zu lernen. Wollte sie schon immer, aber er war dagegen. Sie hat ihn geliebt und er stand für sie an erster Stelle und jetzt braucht sie Zeit und will noch nichts Neues."

„Aha."

Ich konnte nur nicken, aber in meinem Kopf hat nur ein Gedanke Platz genommen: SIE IST SOLO! YEAH!

Ich habe gesehen, dass sich Lisas Mund bewegte, aber verstanden hab ich nur „blablabla". Sie ist solo, also zu haben. Ich will sie unbedingt kennenlernen. So! Wie stelle ich das am geschicktesten an? Die Arbeit bis zur Pause verging wie im Flug, wir setzten uns auf unsere Plätze und Lisa fragte mich, wieso ich so nachdenklich bin.

„Ich muss über diese Hedda nachdenken, ganz ehrlich. Sie ist in meinen Kopf hineinspaziert und läuft nun darin hin und her. Einerseits kenne ich sie nicht, andererseits aber schon. Es ist doch merkwürdig."

„Wieso?"

„Na ja, ich wurde auch betrogen. Es gibt nicht nur Scheißkerle. Ich habe viel für diese Beziehung gemacht und auf mich genommen, hat aber trotzdem nicht gereicht, habe meine Wünsche und Träume auf die Seite geschoben, ich dachte, wenn nicht für die Liebe, für was denn dann?"

„Echt? Das hätte ich nie gedacht!"

„Eines habe ich festgestellt, die Gemeinsamkeiten sind sehr wichtig und sehr viel wert. Weißt du, ich habe mir schon immer eine Frau gewünscht, die mich versteht, die nicht mit mir schimpft oder streitet, weil ich ins Training muss, die mich vielleicht begleitet oder zumindest Verständnis dafür aufbringt und mich nicht jedes Mal giftig anschaut. Sie wollte, dass ich so durchtrainiert bin, aber das kommt nicht von alleine oder einfach so über Nacht, das ist harte Arbeit."

„Ja, das ist schon klar."

Die nächsten Pausen unterhielten wir uns abwechselnd über mich und über Hedda, ich erfuhr immer mehr über sie und mein Interesse an ihr wuchs. Ich wollte sie unbedingt kennenlernen. Mit jeder weiteren kleinen Geschichte faszinierte sie mich immer mehr. Sie ging nicht mehr hin und her in meinem Kopf, sie wohnte nun darin!

Die nächsten Tage vergingen und ich redete ausgiebig mit Lisa. Ich habe ihr viel von mir erzählt, weil sie danach fragte und weil ich sie mochte und dachte, dass sie sich mal mit Hedda über mich unterhalten würde, und wer weiß? Vielleicht wird sie mich dadurch auch kennenlernen wollen.

Da kam Lisa auf mich zu und sagte: „Weißt du, ich habe mich mit Hedda immer wieder stückchenweise über dich unterhalten. Erst hörte sie gar nicht richtig zu, aber ich dachte mir – bleib am Ball – und dann hörte sie doch zu. Gestern hatten wir beide Spätschicht und Hunger und haben beim Essen geredet und sie fragte mich, wie es dir geht und was du heute so Interessantes erzählt hast. Und ich soll dir Grüße ausrichten. Also, schöne Grüße von Hedda."

Oh mein Gott, wirklich? Hedda lässt mich grüßen und weiß von mir? Wenn sie mich grüßen lässt, dann muss sie mich irgendwie mögen. Mein Magen sprang Bungee-Jumping.

„Cool, ganz liebe Grüße zurück."

Was ist mit mir los? COOL?! Was sage ich denn da? Manchmal könnte ich mir selbst eine reinhauen. COOL?! Geht's noch?

Da holte mich Lisa aus meinen selbstzerstörerischen Gedanken mit der süßesten Frage überhaupt: „Möchtest du Hedda sehen? Ich meine auf einem Foto in meinem Handy, denn wenn sie dich schon grüßen lässt und nach dir fragt, dachte ich, dass du sie vielleicht sehen willst."

„Ja klar, sicher!"

Meine Knie wurden weich und ich musste mich setzen. Lisa holte ihr Handy aus der Tasche, entsperrte und zeigte mir Hedda. In diesem Moment stellte ich das Atmen und das Blinzeln ein. Auf dem Display schaute mich eine bildhübsche Frau an mit dem bezauberndsten Lächeln, was ich je gesehen habe. Sie hatte lange braune Haare, wunderschöne, große grau-grüne Augen und war einfach wunderschön. Ich prägte mir ihr Gesicht ein: Jedes Haar, jede Wimper, ihr Lächeln, ihre Lippen. Ich habe es bis jetzt nicht versucht, sie mir vorzustellen. Ich habe auch Lisa nicht nach ihrem Aussehen gefragt und jetzt bin ich einfach hin und weg. Gut, dass ich sitze, sonst hätte es mich umgehauen. Wow!

„Noa, atmest du? Gefällt sie dir, findest du sie hübsch?"

„Ja, eine wunderschöne Frau."

„Ja, das ist sie."

„Lisa, denkst du, ich darf sie mal kennenlernen?"

„Na ja, immerhin fragt sie schon nach dir. Wenn wir es klug anstellen, wieso nicht? Aber nichts überstürzen, das mag sie nicht."

„O. K."

Mir fehlten die Worte, meine kompletten Gedanken kreisten um Hedda, um die wunderschöne Hedda. Wie ist das möglich? Ich kenne sie doch gar nicht! Aber ich weiß, dass ich sie will. Ich will sie kennenlernen. Ich will das bezaubernde Lächeln in Natur sehen. Ich will in ihre Augen schauen. Ist das meine Traumfrau?

5. Die Aktion Lisas Umzug

Seit dem ich Heddas Foto gesehen habe und von unseren Gemeinsamkeiten wusste, stand mein Leben Kopf. Alles drehte sich um sie.

Doch dann kommt Lisa und sagt: „Noa, ich habe endlich eine Wohnung für mich gefunden und ich möchte schon am Wochenende umziehen. Denkst du, du könntest mir ein wenig unter die Arme greifen? Ich könnte einen starken Mann wirklich gebrauchen."

„Ja klar, kein Problem, mach ich doch gerne."

Mein Herz schlug mir bis zum Hals, denn wenn Lisa umzieht, zieht sie ja aus Heddas Wohnung aus und weil Hedda ihre beste Freundin ist, wird sie ihr bestimmt auch helfen und da kann ich sie endlich kennenlernen, sie sehen, sie hören, sie vielleicht riechen.

Oh Gott! Oh GOOOOTT!! Ich will Hedda sehen! Und heute ist erst Dienstag, das überlebe ich nicht!

Die Tage bis zum Wochenende vergingen einfach nicht und am Donnerstag stand ich am Rande des Wahnsinns. Ich überlegte mir Outfits für den Umzug, wie ich meine Haare machen solle und welches Parfüm ich benutze. Ich drehte vollkommen durch. Am Freitag nach der Frühschicht gab mir Lisa die Adresse, erklärte mir weitere Details, um es leichter zu finden und sagte mir, wann wir uns treffen.

Ich konnte es kaum abwarten und sagte nur „Okay, dann bis morgen." Und konnte das Morgen nicht früh genug herbeisehnen. Ich wollte nach Hause ins Bett gehen, sofort einschlafen, aufstehen und zu Hedda fahren, aber so schnell ging das leider nicht. Also habe ich weiter nach passenden Outfits für den Umzug geschaut. Irgendwann hatte ich es endlich. Eine 300-Euro-Jeans, ein Ed-Hardy-Bling-

Bling-T-Shirt und die passenden Ohrringe. Ich ging zufrieden und erleichtert ins Bett und konnte sogar einschlafen. So gegen vier Uhr morgens stand ich auf, ging aufs Klo, kam zurück und erstarrte: Oh mein Gott! DAS habe ich mir für einen Umzug ausgesucht? Es leuchtet im Dunkeln und welcher Trottel geht mit einer 300-Euro-Jeans, einem Bling-Bling-T-Shirt und passenden Ohrringen zum Kistenschleppen und Möbel aufbauen? Okay, ich bin verloren, ich drehte vollkommen am Rad. Ich will doch nur, dass ich ihr gefalle, dass sie mich wahrnimmt und mich mag. Dass sie vielleicht sagt „Wow, der ist aber hübsch." Oder mich nur süß findet und nicht „Ach du Kacke, was ist das denn für eine Schwuchtel?". Also gut Noa, beruhige dich, du bist ein Mann, du sollst bei einem Umzug mithelfen, also nur normale Jeans, ein normales T-Shirt, bequeme Schuhe und keinen Schmuck, aber die Haare, die müssen gut gestylt sein!

Ich ging ins Bad, duschte mich, wusch mir die Haare und fing an, sie zu frisieren. Also gut, so sieht es cool aus, nur noch ein bisschen mehr Gel, das kann nicht schaden. Oh, das war ein Klacks zu viel. Okay, ich habe genug Zeit, dann wasche ich sie mir eben ein zweites Mal. Jetzt nur ganz wenig Gel, oder vielleicht lieber Haarwachs und ein wenig Haarlack? Verdammt, jetzt sind sie weiß, bewegen sich gar nicht mehr und sitzen bombenfest! Also gut, dann eben ein drittes Mal die Haare waschen. Mann, es kann doch nicht so schwer sein. Ich beschloss, meine Haare genauso zu stylen, wie ich sie für die Arbeit herrichte. Endlich! Ich zog mir die normalen Sachen an, ging raus, setzte mich in das Auto und fuhr los. Ich war so aufgeregt, mein Herz klopfte so laut, dass mir das Konzentrieren auf den Verkehr schwer fiel und ich war nicht mal mehr in der Lage, normal zu denken.

Aber warum reagierte ich so? Es ist doch nur ein Umzug. Aber für mich fühlte es sich so an, als ob ich auswandern würde. Alles Bisherige in meinem Leben hat mich nur auf Umwege geführt und es fühlte sich zum allerersten Mal so an, als wäre ich nun auf der richtigen Straße, die in die richtige Richtung führt. Ich parkte vor Heddas Haus, das Tor stand offen, ich fuhr rein und parkte vor der linken Garage, wie es mir Lisa am Dienstag sagte. Ich atmete ein paar Mal tief ein und aus, schaute meine Haare im Spiegel an, nickte mir selbst zu, stieg aus und ging über den Hof zu Heddas Tür.

Ich wusste nicht, wie mir geschieht. Die Haustür stand offen und ich sollte die Treppe einfach hochgehen. Ich ging langsam hinauf, mein Herz schlug wie verrückt, meine Beine wurden immer schwerer und meine Lunge schrie „Noa! Atme! Atme!" Ich klopfte ganz leise, aber Lisa hatte mich schon gehört, sie ließ mich rein, begrüßte mich ganz herzlich, fragte mich, ob ich vielleicht einen Kaffee möchte, weil wir noch ein wenig Zeit hätten bevor die anderen kommen. Ich nahm ihr Angebot an, denn je länger ich in Heddas Wohnung bleiben kann, desto größer die Wahrscheinlichkeit, sie kennenzulernen. Lisa verschwand in die Küche, ich ging ihr hinterher und sie zeigte mir, was wir alles in die neue Wohnung rüberfahren müssen und erklärte, dass sie in der linken Garage ihre neuen und alten Möbel stehen hat und dass der kleine Laster gleich komme, in den wir alles einladen müssen. Das, was übrig bleibt, müssen wir dann mit unseren PKWs transportieren, weil der Kleinlaster nur für ein paar Stunden gemietet ist. Außerdem erklärte sie mir, dass noch andere Helfer kommen und sie hofft, heute schon den Großteil erledigt zu haben, da sie schon heute das erste Mal in ihrer neuen Wohnung schlafen will.

Ich hörte mir das alles zwar an und konzentrierte mich aufs Atmen, aber fragte mich die ganze Zeit: Wo ist Hedda?

Es klingelte, Lisa sprang auf und sagte „Los jetzt, der Laster ist da!" Wir gingen raus und sie öffnete die Garage, während der Laster schon die richtige Position einnahm, es kamen noch ein paar Leute, wir wurden einander vorgestellt, aber wo ist Hedda? Ich packte mir die größten und schwersten Sachen, weil das Gewicht kein Problem für mich darstellte. Die Freunde von Lisa schauten mich an und der übliche Eiertanz begann. Die Jungs fragten mich, wie lange ich trainiere und ob es schwer sei, die Mädchen wollten wissen, wie es sich anfühlt und ob ich vergeben bin. Doch ich wollte nur eines, Hedda! Ich wollte sie sehen, sie hören und ihr meine Hand zur Begrüßung reichen. Ihr bezauberndes Lächeln sehen, aber sie blieb verschollen.

Ich packte den Laster voll, nahm meinen ganzen Mut zusammen und fragte Lisa: „Wo ist Hedda? Hilft sie dir nicht? Oder kommt sie erst später?"

„Ach das tut mir leid, ich habe vergessen, dir zu sagen, dass Hedda das komplette Wochenende in München ist."

Mir fiel das Atmen wieder schwer. Mein Magen rutschte kurz weg und ein paar Tränen schossen mir in die Augen. Also werde ich sie heute gar nicht sehen. Ich fühlte, wie mich die Traurigkeit überfiel. Lisa schaute mich an und fragte mich, ob mir schlecht sei. Ich stimmte zu und sagte, dass ich noch nichts getrunken oder gegessen habe und es höchstwahrscheinlich der Blutzucker sei.

Lisa staunte: „Noa, du hast den Laster fast im Alleingang vollgeladen, wir machen den Rest, geh du in die Küche und fühl dich wie zu Hause. Trink was und bediene dich am Kühlschrank, mach eine Pause. Ich komme dann und schaue nach dir."

Ich nickte und ging nach oben, jetzt war ich nicht mehr aufgeregt, sondern nur noch traurig. Wieso reagiere ich bei dieser Frau nur so extrem? Und was macht sie das ganze Wochenende über in München und hilft ihrer besten

Freundin nicht beim Umzug? Was oder eher wer steckt dahinter? Habe ich mich vielleicht in etwas viel zu tief reingesteigert? Oh Gott, bitte nicht!

Ich ging in die Wohnung, musste auf die Toilette. Ich betrat das WC und schaute mich ein wenig um. Das gleiche Klopapier, die gleiche Zahnpasta, das gleiche Shampoo. Das gibt es doch nicht, sogar die gleiche Handseife. Alles wie bei mir, kauft sie etwa die gleichen Produkte in den gleichen Geschäften? HÄ? Ich war perplex, stand auf, spülte, wusch mir die Hände und konnte das Stöbern nicht lassen. Es standen auf einem Regal ein paar Körbchen, in einem war nur Schminke. Also die benutze ich ja nicht. Ich bin vielleicht ein wenig tussig, aber alles hat Grenzen. In einem anderen lagen Gesichtsmasken, und zwar die gleichen, die ich manchmal benutze, was soll ich nur davon halten?

Ich hörte, wie Lisa reinkam und nach mir suchte. Ich rief, dass ich im Bad sei und gleich komme. Sie antwortete, dass sie nach mir schauen wollte und fragte mich, ob sie mir etwas zu essen machen sollte. Ich lehnte ihr Angebot ab, ging mit ihr in die Küche und sie zeigte mir, wo alles stünde und dass ich mich einfach bedienen soll, wenn ich Hunger bekomme.

Sie informierte mich, dass sie noch etwa eine halbe Stunde bräuchten und danach in die neue Wohnung fahren, um ihre Sachen auszuladen und raufzuschleppen, wobei sie mich brauchen könnten.

Ich antwortete mit: „Geht klar!"

Sie sagte aus heiterem Himmel „Ich habe gestern noch alles mit Hedda eingepackt, sie hat mir so viel geholfen, wie sie nur konnte, aber dann musste sie nach München zur Uniklinik und zur Universität, weil sie ja studieren will, sie besucht heute und morgen diverse Seminare, geht in Probevorlesungen und schaut sich die Pläne an. Sie wird weiter arbeiten müssen und nebenbei noch studieren, das alles unter einen Hut zu bringen, wird nicht einfach sein. Deswegen schaut sie sich nach dem besten Studierplatz um, und das ging nur an diesem Wochenende, sonst hättet ihr euch schon kennengelernt."

Sie lachte mich an, befahl mir, endlich was zu essen, wünschte mir guten Appetit und ging wieder nach unten. Ich atmete auf. Also kein Kerl! Die Uni! Deswegen München! Gott sei Dank! Durch die Erleichterung spürte ich auf einmal Hunger und Durst. Als ich den Kühlschrank aufmachte, löste ein Staunen und Lächeln meine Traurigkeit auf. Der Kühlschrank sah wie bei mir aus! Die gleichen Käse, die gleichen Schinken und Joghurts, das Gemüsefach bis zum Rand voll mit Salat und ich wette, wenn ich den Froster oben aufmache, kommt mir mageres Fleisch und Fisch entgegen. Ich wagte es und die Wette hätte ich gewonnen. Wahnsinn! Das kann doch nicht sein, bei so vielen Geschäften, so vielen verschiedenen Angeboten und Produkten nimmt sie genau das gleiche wie ich?

Ich nahm mir ein paar Scheiben Vollkornbrot aus dem Brotbehälter, holte mir Schinken usw. aus dem Kühlschrank, setzte mich hin und fühlte mich richtig wie Zuhause. Es schmeckte auch genauso. Ich aß und träumte vor mich hin. Wenn wir wirklich ein Paar wären, gäbe es nie den Streit, dass der eine das Falsche gekauft hätte. Also absolut kein Stress beim Einkauf.

Lisa kam wieder hoch und fragte mich, wie weit ich sei, weil sie schon langsam in die Wohnung fahren müssten.

„Du siehst jetzt wieder gut aus, hast auch ein wenig Farbe zurückerlangt."

Ich fühlte mich auch gut, ich habe noch paar erstaunliche Gemeinsamkeiten zwischen Hedda und mir gefunden und ich wusste, dass sie in der Uni ist und nicht bei irgendeinem anderen Kerl und das stimmte mich glücklich.

Wir gingen zusammen nach unten und fuhren in Lisas Wohnung, luden alles aus und schleppten es rauf. Ich hatte so viel Kraft, dass ich sogar Bäume hätte ausreißen können, weil alles wieder gut war und Spaß machte. Der Laster war leer, wir fuhren nochmal in Heddas Wohnung und schleppten die restlichen Kartons in unsere Autos und fuhren zurück. Ein paar Möbel, wie die Couch und das Bett, standen bereits und der Schrank wurde gerade aufgebaut. Überall stapelten sich beschriftete Kartons, draußen dämmerte es schon und unsere Kräfte wurden immer weniger. Lisa motivierte uns und sagte, dass sie für uns alle Pizzen bestelle, die wir zusammen essen und es dann morgen weiterginge, weil sie selbst auch keine Lust mehr hatte und sehr müde sei.

Wir aßen alle zusammen, es war sehr lustig und ich genoss die Pizza. Ich habe sie mir richtig verdient und schon vielfach verbrannt durch das ganze Schleppen. Ich verabschiedete mich als letzter und bot ihr meine Hilfe für den nächsten Tag an. Sie bedankte sich, umarmte mich kurz und ich wollte gerade gehen, als ich sie noch schimpften hörte. „Ach so ein Mist!"

Ich fragte sie, was denn los sei. Sie hatte vergessen, Heddas Fernbedienung für die Garage und das Tor bei ihr zu lassen, und jetzt müsse sie extra rüberfahren, um es zu schließen, doch sie sei zu müde und wollte nur noch ins Bett.

Ich sagte „Ich kann sie hinbringen, es macht mir nichts aus, es ist ja nur ein kleiner Umweg."

„Oh Noa, du rettest mir das Leben, ich bin so müde, ich kann ja kaum noch stehen."

Sie gab mir den Schlüssel und zeigte mir, mit welchen Knöpfen ich das Tor und die Garage schließe und wo ich die Bedienung und den Schlüssel hinlegen soll. Wir verabschiedeten uns und ich fuhr los. Ich war auch schon müde und wollte ins Bett, aber was soll's, Freunde helfen einander. Ich kam an, parkte auf der Straße, nahm den Schlüssel und die Bedienung in die Hand, ging auf den Hof, schloss das Tor, dann die Garage und ging in das Haus hinein, die paar Stufen nach oben und dann in Heddas vier Wände. Ein eigenartiges Gefühl überkam mich. Ich war allein in Heddas Wohnung. Ich habe schon ihr Bad und ihre Küche gesehen, ich war kurz in ihrem gemütlichen Wohnzimmer. Eine schöne, große Couch, ein kleiner Tisch, eine stylishe Wohnwand, ein Regal voller Bücher, ein Fernseher und drei Trainingsgeräte, die immer in Benutzung schienen, da keine dicke Staubschicht oder Klamotten drauf waren und sie leicht zugänglich standen. Über dem Sessel eine Decke, habe ich auch bei mir, für die Übungen vor dem Fernseher. Einfach die Decke auf den Boden, den Bauchtrainer drauf und los. Das einzige, was ich noch nicht gesehen hatte, war ihr Schlafzimmer. Bei dem Gedanken, es jetzt sehen zu dürfen, wurde mir warm ums Herz. Nur ganz kurz. Ich weiß, das sollte man eigentlich nicht, aber ich will nur mal kurz schauen, ob sich noch mehr Gemeinsamkeiten hinter dieser Tür verstecken. Ich hielt meinen Atem wieder an.

6. Heddas Zimmer

Ich öffnete die Tür ganz vorsichtig, wagte nicht mal, das Licht anzumachen. Das Zimmer hatte zwei Fenster, die Rollos waren oben und es war Vollmond. Der Mondschein tauchte alles in ein besonderes Licht, mein Herz klopfte wie verrückt, ich musste wieder atmen, und ging hinein. Am Ende des Zimmers stand ein großes Bett, ich ging mit kleinen Schritten und sehr langsam zur Ecke des Bettes, setzte mich vorsichtig und schaute mir alles in dem Licht des Mondscheins an. Vor mir ein Schrank, groß, halb geöffnet und wie es schien, vollgeladen wie meiner. Auf der gegenüberliegenden Seite standen Regale, voll mit Büchern, eine kleine Kommode, deren Schubladen ein wenig offen standen, ich konnte Gürtel, Tücher und Ketten sehen. Obendrauf Parfüms und weiterer Schmuck und Schminke, daneben noch ein Schminkkoffer und wieder Bücher. Ich schaute nach unten und sah Schuhe, jede Menge Schuhe, meine Augen gewöhnten sich an das Mondscheinlicht, ich sah immer mehr Details und wo man auf dem Boden hinschaute waren Schuhe. Pumps, Stiefel, Sportschuhe, dazwischen lagen ein paar leere Wasserflaschen rum. Auf dem Nachttisch ein Stapel geöffneter Bücher, irgendwie markiert und alles so medizinisch, daneben ein komischer, langer Kasten mit einem Haufen Kärtchen darin, manche beschriftet, manche leer. Auf dem Bett lagen viele Kissen, einfach so draufgeworfen. Merkwürdig, wenn ich es nicht besser wüsste, würde ich mal sagen, dass es wie bei mir ist. Ich habe am Anfang auch viele Kissen in meinem Bett um einzuschlafen, aber wenn ich aufwache, sind die alle weg und ich schlafe einfach flach auf dem Bauch und mein Kopf flach auf dem Bett und kein Kissen weit und breit. Sie sind alle auf dem Boden und wenn ich dann aufstehe, schmeiße ich sie wieder aufs Bett. Ich saß da, atmete wieder, war immer noch sehr aufgeregt, aber irgendwie glücklich, kann es sein? Ich glaube, bei mir oben stimmt was nicht. Ich stelle mir vor, wie sie hier schläft und die Kissen aus ihrem Bett nach und nach rausschmeißt, oder wie sie was liest und sich was aufschreibt. Lisa hat mal gesagt, dass Hedda alle Bücher, die sie besitzt, auch gelesen hat und manche sogar mehrmals. Ich stelle mir vor, wie sie sich hier anzieht und umzieht, die passenden Schuhe und Accessoires aussucht, sich schminkt und ihre wunderschönen, langen Haare stylt. Ich merke, dass ich mich immer mehr in den Gedanken verliere, dass ich alles mal wirklich mit ihr erleben möchte, dass ich mir wünsche, mal in ihrem Zimmer zu sein mit ihr, weil sie mich dabeihaben will.

Ich ging zu der kleinen Kommode, wollte an ihren Parfüms riechen und wissen, welchen Geruch sie aufträgt. Es waren wunderschöne Dufte. Also so riecht Hedda? Ich hatte schon Frauen, die Duftnoten benutzten, von denen ich Kopfweh bekam und sie gar nicht riechen konnte. Aber Hedda roch himmlisch. Ich schloss die Augen und schnupperte an den Flakons. Ich drehte mich ein wenig, ich weiß nicht, wie lange ich schon in ihrem Zimmer war, aber der Mond schien plötzlich durch das andere Fenster und mir fiel auf, dass hinter dem Platz, wo ich vorhin saß, noch eine Kommode stand. Auf ihr eine Stereoanlage, neben dieser sämtliche CDs und ein Handbreit daneben eine Wand, oder Bild, oder …, was ist das eigentlich? Ich strengte meinen Blick an, es waren Fotos, jede Menge Fotos. Bilder von Hedda, von der wunderschönen Hedda. Ich ging schnell darauf zu, aber im Mondschein konnte ich nicht richtig sehen, also brauchte ich Licht! Ich machte riesige Schritte bis zum Lichtschalter und in dem Moment, als ich es anmachte, rutschte mir der Boden unter den Füßen weg. Ich versuchte mich irgendwo festzuhalten, leider vergeblich.

Ich fiel hin und mein Kopf landete in einer Kiste in Heddas halb geöffneten Schrank. Bin kopfmäßig weich gelandet, jedoch lag der Rest ungünstig. Ich sah hin. Auf was zum Geier bin ich da draufgelatscht? Es war ein Drehteller, mit der sie ihre Taille trainiert, dann bin ich noch über eine Hantel geflogen und auf der anderen gelandet. Eine Drei-Kilo-Hantel, oho Respekt! Und worauf lag nun mein Kopf? Oha, da bin ich in der Dessous-Abteilung gelandet, hm!

Na ja, wenn ich eh schon da bin, kann ich doch einen kurzen Blick riskieren, natürlich nur, bis der Schmerz nachlässt. Ich schaute mir die Kiste genauer an. Darin waren schöne BHs in unterschiedlichen Farben und Formen. Mit Trägern und ohne, mit Muster und ganz schlicht, aber alle irgendwie elegant. Und manche rochen sogar noch nach ihrem Parfüm. Passende Höschen waren auch da, Hotpants, Tangas und Pantys. Oh Gott, ich muss jetzt aufhören, es wird mir schon ganz anders.

Ich stand auf, versuchte alles in seine alte Ordnung zu bringen und ging nun zu den Bildern. Ich stellte mich davor und merkte, dass es ein Foto-Paravent ist. Ich klappte ihn auf und musste mich setzen, weil meine Knie weich wurden. Es waren ungefähr hundert Fotos von Hedda, in allen möglichen Variationen. Ich saß auf ihrem Bett und hatte das Leben von Hedda in Bildern vor mir. Oh mein Gott, diese Frau faszinierte mich! Mein Herz pochte wie verrückt, meine Atmung beschleunigte sich, ich riss meine Augen auf und starrte gierig auf die Fotowand. Sie fährt Fahrrad, aber extrem! Sie besitzt ein Sport-Mountainbike und schwimmt gerne, sie geht wandern und kraxelt auf Berge, aber sie liegt auch im Garten auf einer Liege und liest ein Buch. Krass! Sie kann sogar segeln! Oh, da unten sind auch ein paar Urkunden. Sie machte einen Tanzkurs mit, sprang mit einem Fallschirm aus dem Flugzeug und hat ihren Abschluss mit

Auszeichnung bestanden. Respekt! Sie war Bungee-Jumpen, Wahnsinn! Oh, da ist sie auf einem Holzsteg am See, ein sehr schönes Foto und da ist sie mit ihrer Familie zusammen, sehen sehr nett und herzlich aus. Hier ist sie mit Lisa und da am Meer im Sonnenuntergang im Bikini. Uh-la-la! Heiß! Und sie hat so lange Haare, die ihr bis zum Po reichen. Ein sehr schöner Po.

Ich schaute mir erst alles sehr schnell an und konnte nicht genug von Hedda sehen, aber jetzt sah ich sie mir alle langsamer und detaillierter an. Ich sah Hedda als Baby, mit ihrer Schultüte, mit ihren Freundinnen, sie beim Lesen, Lernen, Tanzen, Feiern, Essen, Schlafen und vor allem ihr Lachen, ihr wunderschönes Lachen. Ich schaute sie an und sie lachte sich in mein Herz.

Was geschieht hier mit mir? Ich fühlte mich so anders, ich tauchte in ihren Bereich ein, ihr Leben und ich wusste, dass ich ein Teil davon sein will. Ich wünsche mir, in ihre Wohnung zu kommen, weil sie mich einlädt. Ich möchte in ihr Zimmer gehen, weil sie es so will. Ich möchte mit ihr auch solche Fotos machen. Mit ihr Fahrrad fahren, mit ihr picknicken, mit ihr tanzen, segeln, feiern, mit ihr lachen. Mit ihr glücklich sein. Ich war im Begriff, mich in Hedda zu verlieben, weil sie sie war, ohne sie je gesehen zu haben oder gar ein Wort mit ihr zu wechseln. Ich klappte den Paravent zu, stand auf und ging aus dem Zimmer, machte das Licht noch aus und sah, dass der Mond schon langsam unterging und Platz für die Sonne machte.

Ich ging aus der Wohnung, aus dem Haus, über den Hof zu meinem Auto. Ich setzte mich hinein, schaute mir alles nochmal an und wusste, dass ich nochmal hierher kommen werde. Zu ihr. Und ich will alles tun, um sie kennenzulernen und sie glücklich zu machen. Weil sie meinem Leben die Richtung gibt, nach der ich schon mein ganzes Leben gesucht habe. So komisch und grotesk sich es auch anhören mag, ich fuhr weg und wusste, dass ich verliebt in Hedda bin. Sie ist meine Traumfrau. Ich fuhr nach Hause, ging ins Bett und träumte von Hedda, meiner wunderschönen Hedda.

Ich stand auf und beschloss, alles zu tun, um meine Traumfrau kennenzulernen und sie Stück für Stück zu erobern.

7. Mein neuer Lebensabschnitt

Alles, was bisher in meinem Leben war, war mir nicht so wichtig, bis auf meine letzte richtige Beziehung. Aber als sie anfing zu bröckeln, habe ich mir auch nicht gerade das Bein ausgerissen, um es aufzuhalten oder zu verhindern. Irgendwann habe ich es hingenommen. Aber jetzt sah alles anders aus für mich, ich wusste, ich werde alles tun, einfach alles, um mit ihr zusammenzukommen. Erst werde ich sie kennenlernen und dann den Rest peu à peu. Seit ich Lisa beim Umzug half und in Heddas Wohnung war, die ganzen Gemeinsamkeiten entdeckte und ihre Fotos sah, war es um mich geschehen. Ich habe mich früher nie so wirklich um eine Frau bemühen müssen, da sie selber auf mich zukamen. Wenn sie mir gefielen, verabredeten wir uns, verbrachten Zeit zusammen und lernten uns kennen und wenn es einigermaßen passte, hatten wir eine kleine Beziehung. Ich sage bewusst „kleine" Beziehung, weil ich nicht viel Zeit bei ihr verbrachte und keine Sachen bei ihr ließ. Wir sind nie zusammengezogen, weil ich mir immer ganz sicher sein wollte. Ich habe sie gemocht, aber nach einer Weile sah ich, dass es meinerseits nichts wird, also beendete ich es. Manche weinten, manche packte die Wut, andere waren stinksauer und ich glaube sogar, dass einige mich tot sehen wollten. Aber ohne Liebe hat das für mich keinen Sinn, denn eine Fast-Richtige ist auch nur die Falsche.

Ich wusste jetzt, was ich will, zu wem ich gehören möchte, mit wem ich meine Zeit teilen will. Mit Hedda.

Sonntag habe ich erst ausgeschlafen, dann bin ich trainieren gegangen, danach wieder ab nach Hause und duschen, rasieren, eine Gesichtsmaske auftragen, einfach um meinen Körper kümmern. Meine Wäsche machen, ein bisschen aufräumen und die ganze Zeit an Hedda denken. Musste ich wohl, wir benutzten die gleichen Produkte, aßen die gleichen Sachen, aber träumten unterschiedliche Träume und ich wollte, dass wir beide den Traum leben, unseren Traum. Aber es muss erst unserer werden.

Am Montag hatten wir Frühschicht und Lisa freute sich sehr, als sie mich sah, bedankte sich nochmals ganz herzlich und erzählte mir, dass Hedda sie gestern spät abends noch in ihrer Wohnung besucht hat und sagte, dass sich ein paar von den Mädels, die bei dem Umzug geholfen hatten, über mich unterhielten. Sie meinten: „So ein Adoniskörper und ein Leckerchen! Ein wirklich sehr hübscher Mann." Und sie fügten hinzu: „Und ein hilfsbereiter, lustiger und herzlicher Mann. Eine super Kombination." Hedda hörte sich das alles an und antwortete: „Ich muss ihn auch mal kennenlernen. Ich höre schon seit Wochen von ihm, wird Zeit, dass ich ihn mir mal ansehe."

Ich fühlte, wie sich Heddas Worte in meinem Herzen ausbreiteten, es tat so gut, also will sie mich auch kennenlernen. Ich bin bereit! Ich meine, in meinem Kopf wohnte sie schon etwas länger, mietfrei, aber jetzt baute sie eine Mansardenwohnung und ging von dem Kopf zum Herzen und wieder zurück. Es war ein wunderbares Gefühl. Fühlt sich so richtige Liebe an? Ach, was rede ich denn da, es ist zu früh, viel zu früh! Ich wollte so viel wie möglich über Hedda erfahren und wissen, aber am besten von ihr selbst. Ich fragte Lisa, ob wir uns vielleicht mal alle treffen könnten. Vielleicht, um die Wohnung einzuweihen oder so. Ich möchte Hedda unbedingt treffen.

„Das ist eine wunderbare Idee, aber du wirst Hedda sicher kennenlernen wollen, nicht wahr?"

„Ja, unbedingt."

„Na ja, da müssen wir aber sechs bis acht Wochen warten."

„Oh Gott! Wieso das?"

„Ich habe dir doch erzählt, dass sie in München war in der Uni."

„Ja, und?"

„Sie arbeitet noch ein paar Tage und dann geht sie für circa zwei Monate nach München. Sie belegt Kurse und macht Praktika in der Uniklinik. Sie hatte einen sehr guten Abschluss und versucht, weil sie doch schon in diesem Bereich arbeitet, ihre Studienzeit zu verkürzen. Wenn sie das alles so schafft, dann ist sie in circa drei statt fünf Jahren fertig."

Ich hörte Lisa zu und merkte, dass mir immer schlechter wurde. Zwei Monate. Zwei Monate! Oh Gott, das überlebe ich nicht! Wie soll ich das machen? Und was doch alles in dieser Zeit passieren kann. Vielleicht lernt sie da ja ihren Mister Right kennen und ich sterbe an gebrochenem Herzen und unerfüllter Liebe.

Lisa starrte mich an und fragte: „Noa, was ist denn mit dir? Du bist ja ganz blass."

„Lisa, seit ich von Heddas Existenz weiß, seit ich sie auf deinem Handy sah und vor allem, seit deinem Umzug, der mir die Augen öffnete, will ich nur eines: Sie endlich kennen lernen! Ich meine, wenn sie jetzt weggeht, kann da so vieles passieren und ich bekomme nicht einmal die Chance, sie zu treffen, dabei ist das im Moment mein einziger Wunsch."

„Noa, weinst du? Ach du lieber Gott!"

„Ich bin nur traurig, es vergeht kein einziger Tag oder keine Nacht, in der ich nicht an sie denke. Obwohl ich sie gar nicht kenne, will ich doch die ganze Zeit zu ihr, verrückt, was? Ich weiß ja selbst nicht, was mit mir los ist."

„Wenn ich es nicht besser wüsste, würde ich sagen, dass du dich verliebt hast, aber du hast sie noch kein einziges Mal gesehen oder mit ihr gesprochen. Das ist schon bisschen strange."

„Ich weiß, ich verstehe es ja selber nicht, aber immer, wenn es um Hedda geht, bin ich sehr emotional. Sie macht mich verrückt! Mal drehe ich komplett durch oder rutsche ins Tal der Verzweiflung. Ich weiß doch selber, dass das nicht normal ist. Ich habe noch nie so heftig wegen einer Frau reagiert."

„Was meinst du mit durchdrehen?"

„Ach, das willst du gar nicht wissen."

„Doch, irgendwie schon."

„Na gut, aber bitte halte mich nicht für ganz bekloppt, okay? Ich habe mir Outfits und Frisuren für deinen Umzug überlegt. Ich war schon so am Ende und wollte Hedda unbedingt gefallen, dass ich beinahe in einer 300-Euro-Jeans und Ed-Hardy-Bling-Bling-T-Shirt mit passenden Ohrringen aufgetaucht wäre. Bin aber rechtzeitig zur Besinnung gekommen. Und bei den Haaren habe ich auch komplett übertrieben, ich habe sie mir drei Mal gewaschen, weil ich es zu perfekt wollte für sie und jedes Mal verkackt habe."

„Oha, na dann. Wenn es sonst nichts ist." Sie lächelte und sagte noch: „Na, dann müssen wir was dagegen tun, sonst drehst du noch wirklich durch."

Irgendwie ging an diesem Tag nichts mehr, ich war nur noch traurig und sah in Gedanken meine Hedda davonschwinden.

Ich wollte zum Training, hatte jedoch keine Kraft. Ich saß auf der Couch, als mein Handy piepte. Ich schaute nach und ich sah eine Nachricht von Lisa.

Sie schrieb: Hallo Noa, ich habe gerade mit Hedda telefoniert und ihr ein bisschen von dir erzählt, aber erst nachdem sie mich nach dir fragte. Wir mussten lachen, denn du bist so unbeholfen süß und ich habe was für dich. Heddas Nummer, vielleicht schreibst du ihr ja. Ich habe jetzt mit meiner neuen Wohnung viel zu tun und sie muss viel arbeiten und dann geht sie weg. Ich dachte, dass es von der Zeit her bei mir nicht klappt, aber ihr beide könntet doch was miteinander ausmachen.

Ganz liebe Grüße, Lisa ☺

Heddas Nummer: 015788******

Ich las es und merkte, wie eine riesengroße Angst meine Traurigkeit wegkickte. HALLELUJA! Ich habe Heddas Nummer. Oh mein Gott und jetzt? Was mache ich jetzt?! Was schreibe ich ihr? Oh Gott!

Ich dachte sehr angestrengt nach, wie formuliere ich eine SMS an Hedda so, dass sie mich auf Anhieb mag und mich nicht als einen Irren abstempelt. Dass sie mir zurückschreibt. Ich hatte tausende an Gedanken in meinem Kopf, aber der Richtige schien nicht dabei zu sein. Ich wollte mich auf die Couch legen und die Embryonalstellung einnehmen, ich schrieb einen Scheiß nach dem anderen und löschte es wieder. Es kann doch nicht so schwer sein, eine simple SMS zu schreiben! Ich schrieb endlich:

Hi Hedda, hier ist Noa. Ich habe schon sehr viel von dir gehört und würde dich gerne mal kennenlernen. Vielleicht hast du ja mal Zeit, würde mich sehr freuen. Mach's gut, liebe Grüße ☺

Und diesmal drückte ich statt auf Löschen auf Senden. Ich bekam meinen üblichen Atemaussetzer und mein Magen sprang wieder Bungee. Ich legte mich auf die Couch, zog meine Beine hoch und genoss die Embryonalstellung. Ich wartete und wartete, aber mein Handy blieb stumm. Ich las mir meine Nachricht an Hedda nochmal durch und stellte fest, dass es schon mitten in der Nacht war und ich habe die Nachricht um 01.28 Uhr an sie verschickt. Mir wurde wieder schlecht! Ich war so in Gedanken, eine richtig gute SMS zu verfassen, dass ich zu viel Zeit verplempert habe und gar nicht mehr wusste, wie spät es eigentlich schon war. Oh mein Gott! Und ich muss in zwei Stunden aufstehen und zur Arbeit gehen. Ich bin ein Wrack! Ich versuchte zu schlafen, aber es ging nicht. Ich stellte mir Horrorszenarien vor: Wie Hedda meine SMS liest und sich denkt: „Der hat ja nicht alle Tassen im Schrank, was ist denn nur los mit dem Kerl, hat er denn keine Uhr?"

Ich tauchte völlig in diese düsteren Gedanken ab, als eine Stunde später mein Handy bimmelte. Ich schreckte auf und schaute ungeduldig nach. Das ist Heddas Nummer! Oh mein Gott, oh mein Gott!! Sie hat mir geschrieben! Halleluja! Und jetzt? Was mache ich jetzt? Lesen, ja genau! Es LESEN! Ich drückte auf Nachricht öffnen und meine Atmung setzte wieder aus. Die Lungen schrien nach Luft, mein Herz wollte raus und mein Magen wollte meinem Herzen Gesellschaft leisten. Also mit zwei Worten: GAME OVER! Ich las es mit letzter Kraft.

Hallo Noa, interessante Zeit, um sich vorzustellen und ein Treffen auszumachen ☺ Ich bin um dieser Uhrzeit fest davon ausgegangen, dass jemand in Schwierigkeiten steckte, tot oder verunglückt ist. Es war sehr beruhigend festzustellen, dass du mich kennenlernen willst, aber ich glaube, ich kann dir erst morgen früh eine richtige Antwort schicken.

Liebe Grüße, Hedda.

Gute Nacht ☺

Ich atmete auf. Na gut, sie hat es gelesen, mir geantwortet und mir angekündigt, dass sie sich nochmal meldet. YEAH! Jetzt ging es mir wieder besser. Ich ging endlich ins Bett, legte mich hin, deckte mich zu, machte meine Augen zu und wollte grad von meiner Hedda träumen, als mein Wecker klingelte und ich aufstehen musste. OH MANN! Das war eine kurze Nacht, ich gehe kaputt! Ich stand also auf, machte mich fertig und fuhr zur Arbeit. Ich war so müde und wollte nur noch schlafen, da vibrierte es in meiner Hosentasche. Eine SMS. Normalerweise hätte ich bis zur Pause gewartet und sie erst dann gelesen, aber es konnte ja Hedda sein. Sie schrieb, sie meldet sich morgen früh und es ist morgen früh. Ich rannte aufs Klo, packte mein Handy aus, machte es mir auf dem Klodeckel bequem und las:

> *Hi Noa, hast du morgen Abend Zeit?*
> *Pokern bei Andi!*
> *Meld dich, Rob.*

Wahnsinn! Die Frau dominierte alles. Irgendwann, wenn das so weitergeht, lande ich in der Klapse. Ich ging traurig zurück an meinen Arbeitsplatz, da vibrierte es in meiner Hosentasche erneut. Ich kann doch nicht schon wieder aufs Klo rennen! Aber ich muss ganz kurz nachschauen, wer es ist! Ich versteckte mich hinter meiner Maschine und sah nach. Es war Hedda. JUHU! Aber ich kann es nicht lesen und bis zur Pause habe ich noch fast eine halbe Stunde. Es half nichts, ich musste wieder aufs Klo. Ich ging rein, setzte mich und las:

> *„Guten Morgen Noa, ich habe auch schon sehr viel von dir gehört, lauter interessante Sachen ☺ Habe aber leider demnächst keine Zeit, um mich mit dir zu treffen. Sorry. Es würde mich aber freuen, wenn wir simsen könnten. Für's Erste ☺ Wenn du Interesse hast, lass es mich wissen. Liebe Grüße, Hedda.*
> *PS: Ich wünsche dir einen schönen Tag"*

Aha, treffen nicht, schreiben ja. Also treffen noch nicht und schreiben auf jeden Fall! Na gut! Ich schrieb sofort zurück:

> *Guten Morgen Hedda, es würde mich auch sehr freuen, wenn wir simsen könnten. Lisa hat mir schon erzählt, dass du zurzeit sehr viel um die Ohren hast. Da will ich dir auch nicht dazwischenfunken. Das mit dem Treffen können wir auch später machen, wenn du mehr Zeit hast. Wünsche dir auch einen schönen Tag, liebe Grüße, Noa.*

Ein wunderbares Gefühl. Ich schreibe mit Hedda. Mir ging es auf einmal so gut, ich war gar nicht mehr müde und die Arbeit verlief super.

Lisa schaute mich an und fragte: „Noa, du strahlst heute so, gibt es einen Grund?"

„Ja, Hedda. Wir schreiben jetzt."

„Oh schön, das wurde auch Zeit."

„Wieso?"

„Ach, du fragst nach ihr, sie fragt nach dir und ich muss den Überbringer spielen. So ist es tausendmal besser. Viel Spaß noch."

„Ja, danke."

Sie machte mich verrückt, aber auch irgendwie glücklich und ich freute mich so sehr, dass das eine Richtung annahm. Wir konnten schreiben und uns so vielleicht ein bisschen kennenlernen, bevor wir uns das erste Mal treffen. Obwohl es erst der Anfang war, fühlte sich alles anders an. Ich habe mich noch nie um eine Frau so bemüht. Keine hat mich so verrückt gemacht. Über keine habe ich so viel nachgedacht, ohne sie je zu sehen oder mit ihr gesprochen zu haben. Aber ich wusste, sie ist es wert. Ich will sie haben und will, dass sie mich kennenlernt und sich für mich entscheidet. Es ist mir egal, wie lange es dauert und wie viele

Hürden ich überwinden muss. Ich wusste ganz genau: Ich will Hedda!

Der Arbeitstag ging zu Ende, ich fuhr nach Hause, ging ins Training, zum Einkaufen, daheim geduscht und mir Essen gemacht und die ganze Zeit habe ich auf mein Handy geschaut und an Hedda gedacht. Wollte ein paar Mal schreiben, aber dachte, dass sie sich schon melden wird und ich nicht schon wieder wie ein Trottel dastehen will.

8. Schreiben mit Hedda

Am Abend kam die Müdigkeit, ich habe die vorherige Nacht fast gar nicht geschlafen. Ich überlegte, ob ich mich bei ihr melden solle, oder eher nicht und wenn ja, was sollte ich ihr nur schreiben. Oh nein! Nicht schon wieder dieser Wahnsinn! Wenn ich mich auf diesen Gedanke einlasse, kann ich einpacken. Vielleicht hat sie ja so viel zu tun, dass ich es heute lassen soll. Was mache ich jetzt? Simsen oder nicht? Ja oder nein? Na toll, der übliche Wahnsinn ist wieder da. Ich könnte sie vielleicht kurz fragen, wie ihr Tag so war. Das wäre nicht übertrieben und es interessiert mich ja wirklich. Also gut, ein- und ausatmen und tippen:

Hi Hedda, ich wollte nur wissen, wie dein Tag war. Hast du denn viel Stress gehabt? Und bist du schon in München? Liebe Grüße, Noa

Ich verschickte es und bekam im selben Moment eine SMS von Hedda:

Hallo Noa, ich wollte mich schon früher bei dir melden, hatte aber sehr viel Stress. Habe ein wenig Zeit und will dich fragen, wie dein Tag war. Liebe Grüße, Hedda.

Hmm, gibt's das? Haben wir fast das gleiche zur selben Zeit verschickt? Kaum dachte ich fertig und wollte schon die nächste Nachricht tippen, da kam schon eine neue von ihr:

☺ Kannst du Gedanken lesen? Die gleiche SMS zur gleichen Zeit? Nicht schlecht ☺

Es wurde mir warm ums Herz, ich hatte von Anfang an ein gutes Gefühl bei ihr, meine Müdigkeit war wie weggeblasen. Ich strahlte, lächelte und schrieb:

> *Nein, Gedanken kann ich nicht lesen, aber ich habe an dich gedacht und wollte einfach wissen, wie es dir geht, wie dein Tag war und ob du schon in München bist. Es war ein Zufall, aber ein schöner Zufall.*

Ja, ging mir auch so. Weißt du, ich habe schon so viel von dir gehört, dass ich dich auch mal kennenlernen wollte, aber jetzt ist der denkbar schlechteste Zeitpunkt überhaupt für mich. Leider!!! Ich bin schon seit heute Vormittag in München und vorübergehend bei einer Freundin untergekommen. Bekomme erst dieses Wochenende ein kleines Appartement im Schwesternwohnheim an der Uniklinik, wo ich für die nächste Zeit arbeiten muss. Dann muss ich mir die ganzen Kurse organisieren und mich einfach in diesem Chaos zurechtfinden. Ich kenne zum Beispiel die Verbindungen noch nicht, muss einen Haufen Sachen für mich ordnen, es ist alles einfach noch ein bisschen stressig. Ich hoffe, dass es in ein paar Tagen etwas besser wird und bei dir?

> *Hört sich wirklich sehr stressig an, ich wünschte, ich könnte dir ein wenig helfen. Mein Tag war ganz normal. Ich war arbeiten, trainieren, einkaufen, hab mir dann mein Essen gemacht. Entschuldige, dass ich dir das jetzt schreibe, ich habe aber auch an dich gedacht und dann dir geschrieben.*

Ok, süß. Was denkst du über mich? ☺

Oh Hedda, dass ich mich schon in dich verliebt habe, dass
ich es kaum erwarten kann, dich zu treffen und dein bezauberndes Lächeln zu sehen, dich in meine Arme zu nehmen,
mit dir zu reden und zu lachen und sich auf das nächste Mal
freuen. Wie gerne würde ich ihr das schreiben, aber ich darf
noch nicht. Es ist zu früh, viel zu früh! Aber so fühlt es sich
für mich an.

> *Ganz ehrlich, über das, was Lisa mir über dich
> erzählt hat und die Gemeinsamkeiten immer wie-
> der erwähnte, habe ich schon nicht schlecht ge-
> staunt. Ich war baff. Ich habe mir immer gedacht,
> mit jemandem, der mir ähnelt, komme ich gut
> klar. Hatte dieses Glück bis jetzt nicht.*

*Ja, da habe ich auch gestaunt. Ich dachte,
nur ich wäre so besessen. Was trainierst du so?*

> *Meinen Body* ☺

*Ja, aber was? Ich hoffe, du bist nicht so ein Mast-
bulle. Du weißt schon, Oberarme mit dem Umfang von einem halben Meter und keinen Hals,
weil alles voller Muckis ist. Also solche Anaboli-
katypen kann ich gar nicht ausstehen.*

Oh mein Gott, meine Atemaussetzer sind wieder da und
Panik. PURE PANIK! Was zum Geier schreibe ich ihr
jetzt? Meine Oberarme haben nur 46 Zentimeter Umfang
und nicht einen halben Meter? Und ich habe noch ein bisschen von meinem Hals … irgendwo? Oh Gott, was mache

ich jetzt. MAYDAY! MAYDAY! Ich beschloss, mich einigermaßen aus dieser Misere herauszukatapultieren.

> *Na ja, ich trainiere seit zehn Jahren natural body building. Aber nicht auf Masse, sondern Definition, das heißt, dass ich muskulös bin, aber kein Mastbulle, wie du es nennst. Und Anabolika habe ich noch nie genommen. Mir ist meine Gesundheit wichtig. Ich ernähre mich dementsprechend auch gesund. Jeden Tag trainiere ich was anderes. Mal Oberkörper, mal Beine, mal Rücken und du?*

Na ja, ich habe nur ein bisschen geschummelt. Jetzt muss ich in Erfahrung bringen, wann wir uns frühestens Treffen könnten, um noch genug Zeit zu haben, um meinen Body wirklich auf Definition hinzutrainieren. Na, da habe ich jetzt eine Mammutaufgabe zu bewältigen.

Ich trainiere vor allem meine Ausdauer. Ich bin ein aktiver Tun-Mensch. Mir wird schnell langweilig, wenn ich nichts zu tun habe. Ich brauche Action, Bewegung und manchmal Nervenkitzel. Also Fahrrad fahren, joggen, schwimmen, aber auch Berge raufklettern, extrem Ski fahren, auch Wasserski und segeln mach ich auch ganz gerne. Aber nicht nur oder rund um die Uhr, sondern nur manchmal. Sonst reicht mir auch ganz normale Gymnastik. Ein paar Straffübungen, nicht, dass du denkst, ich wäre besessen. Alles in gesunden Maßen, ich muss mich halt auspowern. Ich hoffe, ich erschrecke dich nicht damit.

Erschrecken? Nee, ach wo? Nur, dass ich weder Laufschuhe besitze noch ein Fahrrad. Skifahren kann ich auch nicht und segeln war ich auch noch nie. Berge habe ich mir nur von Weitem oder auf Postkarten angesehen und im Urlaub habe ich beim Wasserski-Kurs gleich tauchen gelernt. Oh Halleluja! Und jetzt?! Oh Mann, ich fühle, wie mein Herz mit meinem Magen wieder eine Reise macht und ich glaube, dass sie dieses Mal die Leber mitgenommen haben. Tja, es hilft nichts, ich habe mich in sie verliebt, also Augen zu und durch.

> *Nein, es hört sich alles sehr gut und spaßig an. Muss zugeben, dass ich manche Sachen noch nie ausprobiert habe, es aber gern möchte.*

Na ja, vielleicht können wir was zusammen unternehmen, wenn der Stress hier vorbei ist und wir uns besser kennen und mögen. Ich weiß nicht, denn jetzt ist es noch zu früh, darüber zu reden, aber ich kann es mir gut mit dir vorstellen.

Oh Hedda, ja das wäre zauberhaft, was mit dir zusammen zu unternehmen, aber mir steht eine sehr, sehr harte Zeit bevor. Ich brauche wieder einen Hals und meine Arme müssen schmaler werden.

> *Ja, ich auch. Hedda, ich weiß, du hast jetzt sehr viel Stress und ich will dich nicht in deinen Plänen stören, ich würde mich freuen, wenn wir weiterhin im SMS-Kontakt stehen. Es macht mir Spaß, mich mit dir so zu unterhalten. Ich wollte aber fragen, wie lange du in München bleiben musst.*

Wenn alles sehr glatt und reibungslos verläuft, dann circa sechs Wochen. Aber ich befürchte, dass es länger sein wird. Ich bin schon seit einiger Zeit aus dem Lernrhythmus raus. Da muss ich erst wieder reinkommen und viele Sachen habe ich schon vergessen, die ich wiederholen muss. Da gehe ich eher davon aus, dass es so acht Wochen sein könnten. Vielleicht zu lange für dich?

> *Nein, es passt schon, ich gebe dir die Zeit, ich verstehe es und irgendwie bewundere ich es.*

Juhu! Ich habe also zwei Monate. Ab morgen muss ich alles anders machen! Training ändern, Ernährung umstellen, mir ein Fahrrad kaufen, mit dem Ausdauertraining beginnen, Laufschuhe und andere Gewichte besorgen.

Noa, ich genieße es auch, mit dir zu schreiben, aber will jetzt gute Nacht sagen, weil ich ein wenig Schlaf brauche, sonst bin ich dem Stress nicht gewachsen. Melde mich morgen, gute Nacht, schlaf gut.

> *Ja, gute Nacht, schlaf auch gut und träum süß. Bis morgen. Liebe Grüße, Noa.*

Oh Gott, was? Es ist schon eins? Ich muss in drei Stunden aufstehen! Ich sagte doch, die Frau macht mich wahnsinnig, aber es ist so schön, dass wir jetzt schreiben.

9. In 6 Wochen zur Traumfigur

Nach der SMS von Hedda über Mastbullen verfiel ich leicht in Panik. Jetzt musste ich aus diesen 6 bis 8 Wochen alles rausholen, um wieder einen Hals zu bekommen und meine Oberarme zu schmälern. Also, wie mache ich es? Ich muss zum Ernährungsberater und Personaltrainer. Also gut, Nummer raussuchen, sofort einen Termin ausmachen und loslegen. Am besten gestern! Ich rief an und bekam einen Termin in einer Woche.

„WAS? In einer ganzen Woche?! Es geht nicht in einer Woche, es geht um Leben und Tod! Es musst jetzt gleich sofort sein, in einer Woche ist es zu spät!"

„Wieso? Sind Sie ein Allergiker? Wenn ja, dann wenden Sie sich bei einem akuten Zustand umgehend an das Krankenhaus. Sie werden Ihnen helfen. Tut mir leid."

Mir fehlten die Worte, na und jetzt? Egal, ich gehe ins Fitnessstudio und frage den Trainer. Ich kam dort an, bat um ein Einzelgespräch, erklärte meine Lage und dass ich unter enormen Zeitdruck stehe. Er sagte, dass er mir Trainings- und Ernährungspläne aufstellt, die ich morgen bekommen werde und zeigte mir, was ich wie jetzt trainieren muss. Ich entschied mich gleich für Ausdauer. Wenn ich mal mit Hedda was unternehmen darf, muss ich mithalten können und so, wie es jetzt aussah, wäre ich nur der hechelnde Haufen Muskeln weit hinter ihr. Also sagen wir mal halbe Stunde Fahrrad, halbe Stunde Laufband und eine halbe Stunde Crosser. Na dann los! Ach was ist schon eine halbe Stunde? Das schaffe ich! Ich habe das Fahrrad auf die stärkste Leistung gestellt, damit ich schneller meine Kalorien verbrennen kann und … war nach 10 Minuten k.o.!

Mann, ist das schwer, das hätte ich ja nie gedacht. Mein Trainer kam vorbei, schaute mich an und sagte: „Ich würde erst unten anfangen und mich steigern, es soll doch was werden."

Der Zeitdruck und wie Hedda es beschrieb, ließ mich nicht in Ruhe. Ich will ihr gefallen, um jeden Preis! Aber er hat schon recht, es soll ja was werden. Also gut, beruhige dich Noa und fang von vorne an. Ich ging jetzt zehn Minuten Fahrrad fahren, auf mittlerer Stufe, da die niedrigste doch ein wenig zu leicht war. Dann zehn Minuten laufen, auch auf mittlerer Stufe und merkte, dass ich Laufschuhe brauche, weil meine Füße schmerzten. Dann dieselbe Zeit auf dem Crosser, aber auf niedrigster Stufe, ich war wirklich kaputt. Ich habe mir das alles leichter vorgestellt. Danach habe ich mir von dem Trainer zeigen lassen, wie ich jetzt trainieren muss, damit ich mein Fett und meine Masse verliere und meine Muskeln besser zur Geltung kommen. Er sagte, dass ich das schnell schaffen werde, da ich die besten Voraussetzungen hätte. JUHU! Ich war fast gleich nach der Arbeit ins Training gegangen, habe nur kurz in der Früh die SMS gesendet:

Guten Morgen Hedda, ich wünsche dir einen schönen, stressarmen Tag und ich denk an dich ☺

Ich bekam fast zeitgleich das Gleiche zurück und dachte „Was für ein Zufall!". Jetzt war schon Abend, ich war so damit beschäftigt, an mir zu arbeiten, um Hedda zu gefallen, dass ich ihr nicht geschrieben habe. MIST! Aber jetzt muss ich mich kurz melden.

Hey Hedda, wie geht's dir? Hast du heute immer noch so viel Stress? Oder wird es schon bisschen leichter? Liebe Grüße, Noa.

Ich fuhr nach Hause, sprang unter die Dusche, warf die komplett durchgeschwitzten Klamotten in die Waschmaschine und musste schleunigst zum Einkaufen, bevor die Geschäfte schließen, fuhr also ganz schnell zum Discounter ums Eck, als mein Handy piepte. Meine Hedda meldete sich:

> *Hi Noa, es ist schön, bei dem ganzen Stress und Chaos eine Nachricht von dir zu bekommen. Leider ist es noch wirklich sehr stressig und ich glaube, dass es fürs erste auch so bleiben wird. Liebe Grüße. PS: Was machst du gerade?*

Ich bin gerade einkaufen, habe heute bisschen zu viel Zeit verplempert und mein Kühlschrank wird langsam leer und was machst du?

> *Liege jetzt komplett kaputt auf der Couch, habe festgestellt, dass ich kein Großstadtfan bin. Es ist alles so laut und hektisch. Wenn man viel Stress hat, dann entsteht das Gefühl, dass das noch durch die Stadthektik unterstrichen wird. Ich wollte zum Ausgleich noch ein bisschen joggen, wusste aber nicht wo.*

Ja, kann ich verstehen. Für paar Tage zum Shoppen ist die Großstadt ganz gut, aber leben könnte ich da auch nicht. Das wäre mir auch zu viel. Ach Hedda, ich wünschte, dass ich dir ein Stück von

deinem Stress abnehmen könnte und dich zur
Entspannung massieren ☺ ☺ ☺

> Oh Noa, du bist so süß. Das
> wäre jetzt wirklich schön.
> Magst du Massagen?

Ich liebe sie! Es tut gut und entspannt, vor allem,
wenn man die ganze Zeit auf den Beinen war.
Und du?

> Ja, ich auch, obwohl ich nur
> die professionelle Kranken-
> massage kenne. Ich habe mir
> mal den Rücken verhoben,
> das sehr weh tat und dann
> habe ich ein paar Massagen
> bekommen. Es tat wirklich
> sehr gut. Kannst du das?

Na ja, nicht professionell, habe das ja nicht gelernt, sondern nur darüber gelesen und mir was
angesehen. Das würde ich auch mal gerne ausprobieren, am besten bei dir.

> Aha, sehr interessant! ☺
> Und ich nehme an, ich dann
> bei dir?

Hmm, ja! ;-)

> Hast du schon fertig eingekauft?

Ja, habe ich. Muss jetzt auch nach Hause fahren
und mir endlich was zu essen machen. Ich glaube,
mein Magen verdaut sich gerade selbst.

> *Oh, na gut. Noa, ich würde noch gerne*
> *weiter mit dir simsen, befürchte aber,*
> *dass meine Augen vor lauter Müdigkeit*
> *gleich zufallen. Daher wünsche ich dir*
> *gutes Gelingen, guten Appetit und gute*
> *Nacht. Schlaf gut, bis morgen früh.*
> *Liebe Grüße*

Ja okay, verstehe ich, danke. Dir
auch gute Nacht und schlaf gut.
Bis morgen früh.

Ich fuhr nach Hause, machte mir mein Essen, aß und ging ins Bett. Seit drei Tagen zu einer menschlichen Zeit. Hatte ich auch schon nötig. Einfach nur schlafen. Aber jetzt war alles anders, ich schrieb mit Hedda und es fiel mir leicht. Es machte Spaß und mich glücklich. Nur ein paar einfache Worte mit der richtigen Frau und die Welt um mich herum war perfekt. Ab morgen beginne ich mit dem richtigen Training und arbeite jeden Tag daran, um Hedda zu gefallen.

Die kommenden Wochen vergingen ganz schnell, wir schrieben jeden Tag, mal mehr, mal weniger. Es gab immer ein „Guten Morgen", „Gute Nacht", ein „Wie geht's dir?" und ein „Wie war dein Tag?". Ich ging zur Arbeit, absolvierte mein neues Training, steigerte mich, sah schon erste Erfolge auf der Waage, an meinen Klamotten und langsam auch im Spiegel. Es wirkte!

Wir schrieben uns lauter kleine Geschichten. Über den Alltag, von früher und lernten uns immer besser kennen. Wir entdeckten immer mehr Gemeinsamkeiten, wurden langsam vertrauter.

Bei Hedda stellte sich auch einigermaßen die Normalität ein. Es war nicht mehr so stressig und sie lebte schon in ihrem Appartement im Schwesternwohnheim. Es war sehr schön, sie so Stück für Stück kennenzulernen. Sie gefiel mir noch besser und ich dachte nur noch an sie. Alles, was ich tat und machte, egal was, sie war immer bei mir. Meine wunderschöne Hedda. Ich bewunderte sie, ich liebte sie und ich vermisste sie. Ich wollte sie so sehr treffen, sie in meinen Arm nehmen, ihr Lächeln sehen, mit ihr reden und sie vielleicht küssen.

Drei Wochen noch. Die Hälfte habe ich schon geschafft! Ich konnte, ohne, dass meine Innereien Achterbahn mit Loopings fuhren, mit Hedda schreiben, ich habe sechs Kilo an Masse abgenommen, habe mir gute Laufschuhe und ein Mountainbike gekauft, paar leichtere Gewichte zugelegt und mich noch zusätzlich beim Kickboxen angemeldet und auch schon angefangen. Alles lief in die richtige Richtung und schien perfekt zu sein. Mit Heddas „Guten Morgen" auf dem Handy aufzustehen, war wunderschön und nach ihrem „Gute Nacht" konnte ich sofort einschlafen. So glücklich und ausgeglichen war ich noch nie. Als eine SMS in meinem Leben wie ein Blitz einschlug.

10. Krise

Noa, ich habe leider nicht bestanden. Nach der Punktezahl habe ich zwei zu wenig. Ganze drei Wochen voller Stress und voll mit lernen und arbeiten für die Tonne. So wie es jetzt ausschaut werde ich länger hier bleiben müssen und noch mehr lernen, dass ich es wiederholen kann. Aber da bleibt keine Zeit für dich, sorry. Ich will dir deine Zeit nicht stehlen. Leb wohl, es tut mir wirklich leid.

Es traf mich wie ein Schuss aus einer geladenen Knarre. Hat sie wirklich „Leb wohl" gesagt? Aber ich! ICH! LIEBE SIE! Oh bitte Hedda, bitte nicht! Ich liebe sie schon so lange und sie ist die eine für mich. Die Meine! Meine Zeit ist Heddazeit! Wie soll ich jetzt drauf reagieren. Was soll ich tun? Mir ist so schlecht geworden. Ich will ihr schreiben, aber ich weiß nicht, was! Oh Gott, was mache ich denn jetzt? Ich will es nicht hinnehmen. Ich werde um sie kämpfen, aber wie?

Hedda ich kann es verstehen, dass du enttäuscht und sicher auch angepisst bist, aber bitte beende uns nicht so. Ich habe so lange auf dich gewartet. Ich kann noch warten. Ich will dir auch deine wertvolle Zeit nicht stehlen, wir können uns nur noch in der Früh und am Abend melden. Oder nur, wenn du Zeit hast. Ich tu dir doch gut, hast du gesagt. Bitte schmeiß mich nicht aus deinem Leben. Ich mag dich so!

Ach Noa, ich dich doch auch, und wie! Aber was
hast du davon? Ich hier und du drüben. Mein Leben ist zurzeit eine riesen Chaos-Baustelle, nichts
passt zusammen.

>Süße, sieh es doch positiv, du magst mich
>auch. Also war die Zeit auch für dich
>schön. Ich verstehe dich, aber du hast die
>Chance, es nochmal zu probieren. Du
>bist ein kluges und starkes Mädchen,
>du schaffst das und aus der Chaos-Bau-
>stelle machst du ein Schloss. Dein
>Schloss! PS: Bitte versuch, zu lächeln!

Ach Noa, du bist der verständnisvollste und ge-
duldigste Mann, den ich kenne und ich könnte
dich für das Schloss knutschen.

>Na dann tu es doch! Also
>kein Lebwohl?! :`(

Kannst du damit wirklich umgehen?
Wenn nicht, dann verstehe ich es.

>Ja, kein Problem. Hedda, ich bin ver-
>rückt nach dir, ich könnte dir niemals
>wehtun. Von mir kannst du nur Un-
>terstützung bekommen. Ich kann dir
>doch helfen, wenn du mich lässt. Und
>Süße, es ist egal, wie schlecht und dre-
>ckig es dir geht, sag mir einfach Bescheid
>und ich flehe dich an: Kein „Leb wohl"
>mehr! Ich habe fast einen Herzinfarkt
>bekommen!"

Ja. ES TUT MIR LEID! Ich war so ent-
täuscht, verletzt und habe mir gedacht, dass du
deine Zeit sicher besser investieren kannst.
SORRY!!!

Oh mein Gott, von „Leb wohl" zu „ich mag dich". Ich bin
Tausend Tode gestorben! Ich muss mich wieder sammeln
und meine Innereien suchen. In solchen Momenten fahren
sie immer Achterbahn oder springen Bungee und baumeln
ewig an den Seilen. Ich war gezwungen, mir mein Leben
ohne Hedda vorzustellen. Es gibt für mich kein Leben
ohne Hedda. Sie ist mein Leben! Meine Hedda! Meine wunderschöne Hedda!

Ich versuchte zu schlafen, aber es ging nicht. Wenn ich
meine Augen schloss, sah ich Hedda und wie schlecht es
ihr ging. Sie hat so viel auf sich genommen, hat so viel gelernt und gearbeitet und muss jetzt von vorne anfangen. Ich
wünschte so sehr, dass ich was tun könnte, aber was? Ich
nahm meinen ganzen Mut zusammen und schrieb eine
SMS. Mir war klar, dass es mitten in der Nacht war. Ich
wusste nur, ich liebe sie und ich will ihr zeigen, dass sie auf
mich zählen kann. Egal, was ist oder kommt. Ich hab mich
entschieden.

Hallo Hedda, ich weiß, es ist Arsch-spät, aber
nach dem heutigen Schock kann ich gar nicht
schlafen. Ich weiß, du hast so viel auf dich genom-
men und ich kann nur daran denken, dass ich
dich fast verloren hätte. Süße, mir war nicht klar,
wie sehr ich dich mag und wie viel du mir bedeu-
test. Weißt du was? Immer, wenn du mir erzählst,
wie dein Tag war, was du erlebt hast, egal was,

kann ich mich nicht satt lesen. Mein Tag fängt
gut an, wenn ich dein „Guten Morgen" bekom-
men habe. Wenn du mir „Gute Nacht und schlaf
gut" schreibst, stelle ich mir immer dein wunder-
schönes Gesicht vor und wie du deine Augen
schließt und schläfst. Ich bin dann immer so glück-
lich, dass ich dich habe. Ich weiß, es hört sich blöd
an, du drüben ich hier, aber es ist vorübergehend.
Jetzt ist es halt so und dann kommen bessere Zei-
ten. Ich will nur sagen, dass du mir sehr wichtig
geworden bist. Und egal, was ist, du kannst im-
mer auf mich zählen. Gute Nacht.

Ich schickte es weg und dachte mir, dass ich es ihr langsam
beichten muss, dass sie für mich das Wichtigste ist, dass
sich mein ganzes Leben nach ihr richtet. Mir war schon
klar, dass es sich komplett bescheuert anhörte, ich habe sie
nie live gesehen und liebe sie. Aber so war es. Ich deckte
mich zu und wollte zumindest ein bisschen schlafen, als
mein Handy piepte.

Hallo Noa, ich kann auch nicht schlafen. Bin von
mir sehr enttäuscht, traurig und auf mich sauer,
weil ich dich heute für einen kurzen Moment aus
meinem Leben raushauen wollte. Dabei genieße
ich es doch richtig, mit dir zu schreiben. Ich habe
das Gefühl, dass ich dir alles erzählen kann und
egal, welch ein Blödsinn es auch ist, du verstehst
mich. Und als du heute geschrieben hast, dass du
mich magst, musste ich weinen. Noa, ich mag dich
auch, sehr! Und ich sehe dich langsam mit anderen
Augen. Ich habe davor viel von dir gehört und
auch, dass du ein Womanizer bist. Und sehr auf
Äußeres bedacht, aber ich weiß jetzt, dass du ein

gutes Herz hast. Unter diesen ganzen Muskeln
ist auch ein Herz, das geliebt werden möchte. Und
Noa, so wie du bist, muss man dich einfach lieben
:* Gute Nacht.

Ich las mir Heddas SMS durch und brach in Tränen aus, schrieb sie wirklich „Man muss mich einfach lieben"? Und sie hat recht, ich habe ein Herz, das geliebt werden möchte. Geliebt von ihr, von Hedda. Meiner wunderschönen Hedda! Oh Gott!!! Wie sehr wollte ich sie in diesem Moment in meine Arme nehmen, an meine Brust drücken, ihr langes Haar streicheln und sie einfach in meiner Nähe wissen. Oh Hedda, ich liebe dich so. Ich schrieb zurück:

Oh Hedda, du bist so süß. Danke. Ja, du hast
recht, ich habe ein Herz, das geliebt werden
möchte. Weißt du, ich habe mich früher so oft
falsch entschieden und ich glaube, ich habe noch
nie so richtig geliebt. Es hat sich noch nie richtig
angefühlt, bis jetzt.

Was meinst du mit „bis jetzt"?

Ich nahm meinen ganzen Mut zusammen und schrieb:

Hedda, ich glaube, ich bin im Begriff, mich in dich
zu verlieben. Ich weiß, wir haben uns noch nie live
gesehen oder noch nie miteinander gesprochen, aber
ich verstehe mich mit dir so gut und die Gemein-
samkeiten sind der Wahnsinn und ich bewundere
dich. Ich glaube, ich hätte nicht solch ein Durch-
haltevermögen für das alles, was du schaffst. Ich
weiß, dass ich alles tun möchte, um dir zu helfen
und um dich richtig kennenzulernen.

Du bist im Begriff, dich in
mich zu verlieben?!?!

Ja, schlimm? Hätte ich es
nicht schreiben sollen?

Oh Gott, habe ich wieder was kaputt gemacht? Hoffentlich
nicht, oh bitte nicht! Oh, mein Magen, schon wieder!

Aber Noa, du kennst mich doch gar
nicht richtig. Ich kann manchmal eine
furchtbare Zicke sein und ich bin ein
Sturkopf und ich habe Tausende von
Fehlern. Ich glaube, wenn du diese Seite
von mir kennenlernst, rennst du schrei-
end davon.

Da kennst du mich nicht. Ich gehe nicht weg, weil
es unbequem oder schwierig wird. Ich glaube, ge-
rade diese Eigenschaften machen es interessant
und lebenswert. Ich meine, mit den guten Sachen
kommt jeder klar, das ist einfach. Auf das Nega-
tive kommt es an. Dass man es kennt, es respek-
tiert und trotzdem oder gerade deswegen bleiben
möchte. Ich mag Herausforderungen. ☺

Also nimmst du diese
Herausforderung an?

OH JAA! Mit dem größten Vergnügen!
Oh JAA Hedda! ☺

O. K. ☺ Und was sind wir dann jetzt?
So irgendwie zusammen?

Es ist schrill und ein absolutes
Neuland für mich, aber JAA! ☺

Ok, dann versuchen wir es, mal
schauen, wie es läuft und wohin es führt.

Ja, versuchen wir es! Hedda, guten Morgen mein
Schatz, wünsche dir einen wunderschönen Tag,
mein Wecker hat grad geklingelt. Also das mit
dem Schlafen wird heute wohl nichts. Dafür habe
ich jetzt eine Freundin, die mich die ganze Nacht
wach gehalten hat ☺. Danke Schatz ☺ ☺ ☺

Oh Scheiße, sorry! Ich habe gar nicht
auf die Uhr geguckt. Mann, dann wün-
sche ich dir auch einen guten Morgen
und einen wunderschönen Tag : gmk*

Was ist gmk?

*Guten Morgen Kuss :**

Oh, ja danke, dir auch gmk : :**

Ich stand auf, machte mich fertig, ging zur Arbeit und war
überglücklich. Ich schrieb ihr meine Gefühle, setzte alles
auf eine Karte und sie machte mich zu ihren Freund und
damit zu ihrem Noa. Ich, Noa, bin der Freund von Hedda.
Meiner wunderschönen Hedda!

11. Das Leben als Heddas Freund

Es änderte sich alles für mich, ich war in einer Beziehung mit Hedda und obwohl wir uns noch nie live gesehen hatten und komplett am Anfang waren, war alles wunderbar. Wir erzählten uns alles und Hedda bezog mich in alles ein, was sie gerade tat. Es fühlte sich himmlisch an. Sie hatte kleine Lernpausen eingelegt, um ihr Appartement für die kurze Zeit einzurichten. Sie sagte, wenn sie dann alleine ist und die Tür hinter sich schließt, wird das mit dem Lernen und Entspannen viel besser klappen. Sie fuhr einkaufen und fragte mich immer, was ich davon halte. Egal, ob es Bücherregale oder Gläser waren, meine Meinung war gefragt. Sie sagte, wenn das alles hier überstanden ist und ich zu ihr komme, soll ich mich auch heimisch fühlen. Abgesehen davon testete sie meinen Geschmack und ich bestand. Gott sei Dank.

Sie ließ sich von ihrer Familie ihr großes Bett und eine Kommode ins Heim bringen, kaufte ein paar Regale und einen Sessel und richtete es sich gemütlich ein. Sie hatte eine kleine Küche, ein kleines Bad mit Badewanne, ein sehr kleines Schlafzimmer und einen kleinen Wohnraum mit Balkon. Sie beschrieb mir alles sehr detailliert und ich mochte diese kleine Wohnung auf Anhieb. Am besten gefiel mir immer, wenn sie schrieb „Wenn du kommst."

Mein Training verlief auch ganz gut, ich war so motiviert, ich sah wirklich gut aus, wurde immer wieder auf mein neues Aussehen angesprochen. Es hat sich gelohnt, jetzt hatte ich tatsächlich wieder einen Hals und einen 4-Pack. Die zwei unteren spielten noch Verstecken mit mir. Meine Arme wurden schmaler, ich fühlte mich wohl und war zufrieden mit mir. Wenn Hedda jetzt sagen würde, dass wir uns treffen sollen, wäre ich sofort bereit. Aber wir haben es so ausgemacht, dass wir, wenn sie ihre Prüfungen bestanden und Zeit für mich hat, Nägel mit Köpfen machen. Ich konnte es kaum erwarten, meine Hedda zu sehen und sie in meine viel schmaler gewordenen Arme zu nehmen.

Ich bekam eine SMS von ihr, sie war beim Einkaufen, ich beim Training.

> *Schatz, was hältst du von weinroter Bettwäsche und cremefarbenen Bettlaken? Oder lieber andersrum? ;*

Sie fragt mich nach Bettwäsche? Oh là là.

Ich würde die rote Bettwäsche nehmen.
Süße, warum fragst du mich so etwas?

Ich wollte, dass sie es sagt.

> *Na ja, ich habe die Bettwäsche gesehen, gefühlt und an dich, mich, uns und ... gedacht ;) Küsse dich :**

Oh wie schön, hat unsere Beziehung gerade eine neue Komponente angenommen? Wenn ja, fühlt es sich herrlich an. Ich versuchte es.

Oh Süße, das hört sich ja herrlich an. Und
wie küsst du mich? Beschreib es mir bitte.

> *Ok, ich versuche es. Also, du bist größer als ich,*
> *ich wollte mich langsam an dich anpirschen, du*
> *weißt schon, einen Hauch voneinander entfernt,*

man kann den anderen riechen, seine Wärme spü-
ren, nah genug, dass sich von bloßer Aufregung die
kleinen Härchen im Nacken aufstellen. Dann
hätte ich meinen Kopf nach oben genommen, dass
ich in deinen Augen versinken kann und meine
weichen Lippen auf deine gelegt. Ganz zart, dann
meine ein bisschen geöffnet, dass ich mich mit mei-
ner Zunge auf der Suche nach deiner begeben
kann. Aber langsam und zärtlich. Und dann,
wenn ich sie gefunden habe, hätte ich sie leicht um-
kreist. Durch den Kuss dir ganz nah zu sein, dich
schmecken, dich spüren, dich fühlen, in dem Mo-
ment eins mit dir zu sein. Und ich hoffe, dass du
es dann übernommen hättest.

Oh mein Gott, mir wird irgendwie anders, diese Frau macht
mich verrückt. Aber es ist so schön, dass sie auch solche
Gedanken hat.

Oh mein Schatz, mhhhhh. Ich stelle es mir gerade
bildlich vor. Es fühlt sich prickelnd und sehr ero-
tisch an. Mir wird richtig warm ums Herz. Meine
Zunge fängt an zu kribbeln. Meine Lippen sind
spitz und feucht. Ein herrlicher Gedanke, dich
jetzt zu küssen :*

Oh Hedda, meine wunderschöne Hedda, wie gerne hätte
ich dich jetzt geküsst, ich vermisse dich so sehr, aber ich
habe es versprochen, keinen Druck zu machen, dass ich ihr
die nötige Zeit lasse und diese Richtung, die unsere Beziehung annahm, gefiel mir sehr.

Oh Noa, wenn du wüsstest, was ich mir
manchmal so alles vorstelle ... ;)

Bin echt neugierig, was du dir so alles vorstellst.
Du kannst es mir ruhig schreiben. Bin gespannt,
ob ich mich dann auf die Arbeit konzentrieren
kann.

> *Ok, mache ich. Aber bitte denk nichts Falsches*
> *über mich, ok? Es sind nur Gedanken, weil ich*
> *dich vermisse. Ich schreibe es dir zur Nacht. Du*
> *beginnst heute mit der Nachtschicht und du sagst*
> *immer, dass die erste die Schwierigste ist, weil du*
> *da immer so müde bist und schlafen möchtest. Mal*
> *schauen, ob du dann immer noch schlafen willst.*

Ok! Bin gespannt, was so alles in
deinem Köpfchen vorgeht. Bin bereit!

Es fühlte sich alles so neu und prickelnd an. Ich schwebte auf Wolke 7. Ich war so glücklich mit Hedda, sie faszinierte mich, sie verzauberte mich und sie überraschte mich. Es war nie langweilig und es fühlte sich so gut an, dass sie manche Sachen ansprach, welche schon lange in meinem Kopf brodelten. Aber ich traute mich nicht, ihr zu sagen, dass ich sie nicht nur liebe und schrecklich vermisse, sondern auch begehre und will. Nur, wie sage ich ihr das, ohne dass es falsch bei ihr ankommt? Und dann sagt sie es! Es ist der Wahnsinn! Als ob sie meine Gedanken lesen könnte.

Ich machte mich fertig, fuhr zur Arbeit und war so gespannt, welche Geschichte ich bekommen würde. Die Arbeit fing ganz normal an und gegen 23 Uhr piepte mein Handy und dann noch einmal und dann noch einmal. Oh Gott! Was hat sie geschrieben? Ich musste es lesen. Ich dachte, ich muss jetzt platzen, die heutige Kuss-SMS war so zauberhaft, was erwartet mich jetzt? Ich rannte aufs Klo und las.

Mein Schatz, ich hatte da noch eine Fantasie, die jetzt mit meinem kleinen Appartement, großen Bett, Balkon und der roten Bettwäsche perfekt ist. Also, du hast Frühschicht, ich Spätschicht, ich mache alles vor der Arbeit sauber, gehe duschen, bereite leckere Desserts vor und gehe arbeiten. Du kommst nach der Frühschicht zu mir, kochst was für uns, gehst duschen, machst den Balkon auf, lässt die warme, kühle Spätsommerluft rein. Es riecht nach Wald und frisch gemähtem Rasen. Bist nach der Frühschicht müde, du musstest so früh aufstehen und dann noch die lange Fahrt zu mir. Du legst dich frisch geduscht nur mit den Boxershorts aufs Bett und schläfst ein. Liegst auf dem Bauch. Ich komme nach Hause, sehe dich da schlafen, ich freue mich so sehr, dass du da bist. Mich überkommt ein Gefühl der Liebe. Ich will dich lieben, dich spüren, dich schmecken. Mit dir eins sein. Dich nehmen und mich geben!

Ich las es und musste mich setzen. Mein Herz pochte wie verrückt, meine Augen wollten nur weiterlesen. Sie hat mir ja noch zwei weitere SMS geschickt. Oh mein Gott, mir wird jetzt schon anders. Ich riss meine Augen auf und las weiter.

Ich ziehe meine Sachen bis auf die Unterwäsche aus, lege mich neben dich hin, streichle deine Haare, deine Ohren, küsse sie ganz zart, ich setze mich ganz vorsichtig auf deinen Po, beuge mich vor, küsse deinen Nacken, dich hinter den Ohren, lasse meine Zunge entlang deiner Schulter gleiten, mache meine Haare auf, nehme sie nach vorne, ich

berühre dich jetzt entlang deinem Rücken mit meinem Bu-
sen, meinen Haaren, meinen Lippen, meiner Zunge und
meine Hände streichen an deinen Seiten entlang. Ich rut-
sche bis zu den Füßen runter, ziehe dir deine Boxershorts
aus und spreize deine Beine ein wenig. Ich küsse ganz
leicht deinen Po, gleite mit meinem jetzt nackten Busen
und meinen Haaren über ihn, über die Schenkel bis hin
zu den Füßen. Du wirst richtig wach und genießt es …

Oh Hedda, du machst mich so wahnsinnig. Oh meine Süße, weißt du denn nicht, dass ich ein ganz normaler Mann in der Arbeit bin und eine ganz normale Hose anhabe? Oh, und es gibt noch eine SMS, ich glaube, ich kann die Maschine dann freihändig bedienen. Halleluja, na dann los!

… drehst mich um und jetzt bist du oben. Du bist der
Tiger, deine Augen haben das Feuer gefangen. Du nimmst
mich, so wie du es nur kannst. In dem magischen Moment
lieben wir uns, so zart und leidenschaftlich zugleich. Bis
zu unser beiden Erlösung.
Hat es dir gefallen, bist du noch müde?! ☺

Ob es mir gefallen hat? Sagen wir mal so: Vor meinem inneren Auge renne ich aus der Firma, auf den Parkplatz, setze mich in mein Auto und rase nach München, gehe zu Hedda und will so sehr der Tiger sein. Oh mein Gott. Und ich muss noch arbeiten. Oh Hedda, du verzauberst mich so, das ist der pure Wahnsinn.

Oh meine Süße, diese Gedanken. Allein diese
Vorstellung, ich kann nicht mehr denken. Es
fühlt sich so schön an, mit so viel Gefühl und
Zärtlichkeit. Meinst du, dass das bald Wirklich-
keit wird? Du bist so romantisch, das ist der

Hammer! Werde ich es mir morgen vor dem Einschlafen durchlesen und davon träumen.

Oh Schatz, die SMS verzaubert mich so, die kann man nicht mehr toppen. Die sind so leidenschaftlich heiß. Lese sie mir grad nochmal durch. Meinst du es wirklich ernst Süße? Ich liebe dich.

Oh ja, du wirst es schon erleben. Als Dank für deine Liebe, deine Geduld mit mir und weil du so bist, wie du bist und in mir ungeahnte Leidenschaft entflammst. Ich glaube, ich kann das doch toppen, aber nicht alles auf einmal. Ich habe viele Fantasien, ich bin ein belesenes Mädchen. Also hat es dir gefallen? Ich dachte, vielleicht findest du es nicht in Ordnung, dass ich so denke, schreibe und fühle. Ich küsse dich mein Tiger, du weißt schon, wie.

Süße, ganz im Gegenteil, ich finde sie echt wunderschön. Hab mich am Anfang auch nicht getraut, aber irgendwann war ich voll mit solchen Gedanken. Mein Körper strahlt vor Leidenschaft und Romantik. Will dir alles geben.

Oh meine Hedda, meine wunderschöne Hedda, ich vermisse dich so.

Weißt du Schatz, wenn du mir solche heißen SMS schreibst, dann bin ich hin und weg und stelle mir die Situation bildlich vor und kann an nichts anderes mehr denken. Ein wunderschönes Gefühl. Aber wenn ich dann alleine im Bett liege, vermisse ich dich am meisten. Die Gespräche, das

Kuscheln, Umarmen, zusammen einschlafen, ein-
fach bei dir sein. Hoffe, dass der Traum zur
Wirklichkeit wird. Ich liebe dich.

Meine Arbeit verlief super, alles passte und ich freute mich, ich war so glücklich, dass sich alles so entwickelt hat, hatte am Anfang meine Bedenken, hätte nie Gedacht, dass sie so aus sich rauskommt und mich noch mehr in ihren Bann zieht und mich immer wieder überrascht. Es war wundervoll, aber ich habe solch eine Sehnsucht nach ihr. Ich wollte sie die ganze Zeit in meine Arme nehmen und sie küssen, sie einfach nur küssen. Sie gefiel mir.

12. Neuer Lebensabschnitt

Meine bisherigen Beziehungen verliefen komplett anders. Ich lernte die Mädels kennen, verbrachte Zeit mit ihnen, konnte an ihrer Mimik und ihrem Verhalten ablesen, wo wir standen, ob wir zusammen den nächsten Schritt machen wollten. Aber jetzt war alles anders. Ich wusste die elementaren Sachen nicht. Ich konnte nicht aus ihren Augen, ihrem Gesichtsausdruck oder der Stimmlage erkennen, wo wir standen und trotzdem fühlte ich mich mit Hedda wohl und glücklich. Sie überraschte mich immer wieder aufs Neue. Sie sprach offen Sachen an, die auch in meinem Kopf zunehmend Platz einnahmen. Ich dachte immer an sie, egal, was ich tat oder wo ich war, sie war immer bei mir. Ob beim Essen, beim Einkaufen, Arbeiten, Trainieren, Schlafen oder Aufstehen, einfach immer.

Wir behielten unser Ritual mit den Guten-Morgen und Gute-Nacht-SMS, aber die erotischen, prickelnden kleinen Geschichten dazwischen waren der Hammer. Ich stellte fest, dass ich neue Hosen brauche. Sehr standfeste Hosen, am besten mit Doppelreißverschluss. Gibt es solche überhaupt? In der Arbeit war ich zwar körperlich anwesend, aber gedanklich natürlich bei Hedda und sehr oft auf der Spielwiese. Ich war Parkinson oder Alzheimer noch nie so nah, ich war ständig falsch durchblutet. Aber es war so schön, ich wusste, ich liebe sie von ganzem Herzen und ich will sie. Und wie ich sie will! Ich verzehrte mich so nach ihr. Habe mich bis jetzt noch nicht getraut, von mir aus solche Geschichten an sie zu versenden, obwohl mein Kopf und meine Gedanken voll davon waren. Hedda musste es gespürt haben und lockte mich aus der Reserve, voll nach Heddas Style.

Hey mein süßer Tiger, bist du bereit für meine Gute-Nacht-Geschichte? Also ich erzähle dir was, was ich mir ausgedacht habe und du sagst mir, wie es dann enden soll, okay?

Okay! ☺

Hmm, was erwartet mich jetzt? Will sie mich testen? Mal schauen, Gott sei Dank, habe ich jetzt ein paar Tage frei, dieses ständige Auf und Ab, der tut schon so weh!

Also mein Appartement, heißer Sommertag und wir beide spärlich bekleidet. Du in Shorts, ich im Bikini. Ich bereite das Essen vor, du willst derweil die Gardinenstange und die neue Lampe anbringen. Ich muss dir immer mit dem Staubsauger zur Hand gehen. Während du auf einer Leiter stehst und bohrst, gehe ich immer wieder zu dir, sehe deine wohlgeformten Beine und deinen Lecker-Knackpo. Ich kann mich nicht im Zaun halten und fange an, deine Waden zu streicheln, gehe mit meinen Händen auf deine Oberschenkel, erst außen, dann innen, ganz zart und leicht. Ich gleite mit meiner Hand in dein Hosenbein und streichle deine Juwelen. Dein Prinzenstab wird immer mächtiger, ich habe so eine Lust, ihn ganz sanft mit meinen Zähnen, meinen Lippen und meiner Zunge königlich zu begrüßen. Was mache ich? Auspacken oder nicht? Jetzt bist du dran …"

Okay, jetzt wird's richtig heiß. Du machst meine Knöpfe mit den Zähnen auf, mir wird ganz wuschig und ich lege mich auf dem Boden, weil ich sonst das Gleichgewicht verliere, mein Atem wird immer schneller, mein Herz rast, du verzauberst mich und meinen Stab. Ich kann mich nicht beherrschen! Ich streichle dich am Oberschenkel, immer näher, immer zentraler. Du wirst laut, ich spüre, du willst mehr, wie geht's weiter?! ... ☺

Ach du bist so gemein! Okay, die Hände müssen weg, wir müssen uns abkühlen. Ich hole Eis, gebe ein bisschen davon auf deine Schenkel und auf deinen Unterbauch und lecke es genüsslich auf. Es schmilzt auf deinen Juwelen. Erst lecke ich es ab und sauge ganz leicht. Mal links, mal rechts. Ich habe das Gefühl, ich muss vor Leidenschaft verbrennen. Aber ich will noch nicht! Was machst du???

Okay Maus, ich versuche dich zu entspannen. Du schließt deine Augen und ich drehe dich zärtlich auf deinen Bauch, strecke deinen Rücken und deine Hände nach vorne und versuche, dich überall zu küssen. Hinter deinem Ohr, auf dem Rücken entlang der Wirbelsäule, knabbere und sauge an deinem Po. Gehe runter bis zu deinen Füßen und küsse sie zärtlich. Drehe dich wieder um, du schaust in meine schwarze Augen, kannst ihnen nicht widerstehen, doch ich zähme dich mit heißen Küssen, gleite mit meiner Zunge an deiner Unter- und Oberlippe entlang, unsere Zungen werden eins. Ich beiße ganz leicht auf die Spitze! Was machst du? ... ☺

Ich will dich mehr als atmen und kann mich nicht beherrschen, ich schubse dich nach hinten, du sitzt da nackt, erregt und glänzend vor Schweiß. Ich

pirsche mich an dich ran, küsse deine Oberschen-
kel, gehe höher, nehme dein Gemächt in den
Mund, dann küsse ich deinen Bauch, du atmest
so intensiv, überall sind meine Haare, die dich
auch streicheln. Ich küsse jedes deiner Tattoos und
jedes Piercing. Ich mache deine Beine mit meinen
zusammen und setze mich ganz langsam auf dei-
nen Stab. Es ist so herrlich! Ich gleite ganz lang-
sam, aber intensiv. Wir küssen uns. Du nimmst
meine Haare, legst sie alle auf meinen Rücken
und küsst und saugst an meinen Brüsten. Wir
können uns nicht mehr küssen, sonst bekommen
wir keine Luft. Du ziehst leicht an meinen Haa-
ren und gibst so das Tempo an. Ich passe mich an.
Oh Noa. NOA! Nicht mal im Himmel ist es
besser … Wir sind beide nur noch göttlich er-
schöpft!

> *Süße, ich bin zärtlich zu dir, nehme*
> *dich in die Arme, drück dich an meine*
> *Brust und flüstere dir – Schatz, ich liebe*
> *dich – ins Ohr. Ich streichle dein Ge-*
> *sicht, deine Haare solange, bis du glück-*
> *lich einschläfst. Süße, das alles hört sich*
> *sooooo gut an, du bist meine Traum-*
> *frau!*

Oh Gott, ich liebe diese Frau so. Sie raubt mir den letzten
Atemzug und mein Gehirn wird nur mit Restblut selten
versorgt, ich kann nicht mehr. Game Over. Ich war noch
nie in meinem Leben so erregt und so heiß auf eine Frau.
Ich dachte mir, sie macht mich die ganze Zeit heiß und ich
genieße es, aber jetzt bin ich dran. Ich wagte mich vorsichtig ran.

Mein Schatz, leg dich hin und
genieße es. Bist du bereit?

Okay, und was kommt jetzt?

Ich habe Spätschicht und du willst auf mich war-
ten, hattest einen anstrengenden Tag, deine Füße
und dein Rücken schmerzen und du schläfst ganz
sanft ein. Ich komme zu dir, öffne ganz leise die
Tür, zünde ein paar Kerzen an, lege mich ganz
langsam zu dir hin, du hast einen Hauch von
Nichts an. Ich fange an, deine Füße und deinen
Rücken zu massieren. Du atmest tiefer ein und
ich merke an deinem Gesichtsausdruck, dass dir
das gefällt. Du drehst dich um, nimmst meine
Hände und ich folge ihnen, streichle mit meinen
Fingerspitzen ganz sanft deinen Busen, deine
Brustwarzen werden ganz hart und steif. Dein
Puls wird höher und dein Atem tiefer, ich schlinge
mich um dich herum, wir sind so eng und nah wie
nie zuvor und wir küssen uns, als gäbe es keinen
Morgen. Ich spüre deine Zunge und folge ihr.
Mein Kopf sinkt tiefer, saugt an deinen Hals und
beißt ganz zärtlich hinein. Du entspannst und ge-
nießt meine Zärtlichkeit und meine Wärme …

… Mein Körper wandert immer tiefer, aber wir
bleiben immer in Berührung, ich hab das Heilig-
tum erreicht. Sauge, knabbere und gleite mit mei-
ner Zunge drüber. Du fühlst dich wie im siebten
Himmel. Du drückst meinen Kopf ganz fest an
dich ran. Meine Zunge ist nun so tief drin wie
noch nie. Du ziehst mich an meinen Haaren mit

deinen Händen zu dir nach oben. Unsere Nasen berühren sich, wir schauen uns in die Augen und schmelzen dahin. Es ist noch nicht so weit. Wir wollen noch genießen und flüstern uns ins Ohr, wie sehr wir uns lieben. Die Kerzen erlöschen, es ist jetzt ganz dunkel im Raum. Wir tasten unsere verschwitzen Körper an, ich fühle dein Strahlen und deine Geborgenheit. Es wird langsam hell. Wir verschieben unser erstes Mal, wir heben die Decke und die Kissen vom Boden auf, decken uns zu, geben uns einen Kuss und schlafen glücklich in unseren Armen ein. Die Nächte werden bei uns zu Tagen, es wird von Mal zu Mal leidenschaftlicher, feuriger, verführerischer, vertrauter und intensiver. Wir vergessen in den Augenblicken die Außenwelt um uns herum, sind nur für uns da, in einer anderen Dimension!
Schatz ich liebe dich <3
Hat es dir gefallen?

Oh Schatz, du bist so ein Romantiker! Ich habe noch nie so einen Mann wie dich kennengelernt. Weißt du, ich habe vor dir nur zwei Beziehungen gehabt und beide gingen kaputt, weil ich betrogen worden bin. Also war ich nicht gut im Bett, nehme ich an. Aber bei dir komme ich auf Gedanken und du entflammst Gefühle und Verlangen bei mir, die ich bis jetzt nie gespürt hatte. Ich habe mich auch nie getraut, mit jemandem so zu reden. Es ist alles neu für mich, aber es fühlt sich richtig gut, schön und komischerweise auch vertraut an, obwohl wir uns noch nie gesehen haben. Das ist komplett verrückt!!!
PS: Schatz, bekomme ich ein Foto von dir?

Oh Gott, mir war nicht klar, dass sie nicht weiß, wie ich aussehe. Sie hat mich bis Dato noch nie um ein Bild gebeten und ich beschrieb mich damals sehr dürftig. Aber ich habe mein Bestes gegeben und gefalle mir jetzt selber, also stellte es für mich kein Problem dar, aber wie gebe ich mich jetzt?!

13. Das Foto für Hedda

Früher hätte ich nach solch einer SMS schon ein paar Atemaussetzer und Panikattacken mit selbstzerstörerischen Gedanken gehabt, hätte den Schrank auf den Kopf gestellt, mir jeden erdenklichen Scheiß angezogen, wäre höchstwahrscheinlich zum Friseur gelaufen und hätte mir die Haare machen lassen. Vielleicht hätte ich mir beim Juwelier noch ein Paar neue Ohrringe gekauft. Aber dieser Wahnsinn war Gott sei Dank schon vorbei. Ich konnte mich ruhig vor den Spiegel stellen, in die Kamera schauen und Fotos von mir machen. Okay, also von einigen war ich noch nicht so begeistert und habe mich dann doch so zwei, drei Mal umgezogen, mir die Ohrringe gewechselt und meine Haare gestylt, aber nach einigen Versuchen und Magenkrämpfen hatte ich es. Das Foto! So. Das ist nicht zu übertrieben. Ein leichtes Lächeln, ein normales T-Shirt, eine Kette und meinen Kopf hochgezogen, damit sie sieht, dass ich einen Hals habe. Perfekt! Oh, na ja, hat mich doch ein wenig Zeit gekostet, aber es hält sich in Grenzen. Nur eine Stunde, das geht. Ich hielt meinen Atem an, setzte mich hin und schickte es an Hedda. Es vergingen die längsten Minuten, bis sie sich meldete. Ich stellte mir wieder Horrorszenarien vor. Aber so schlecht sehe ich doch gar nicht aus, wieso meldet sie sich denn nicht einfach und erlöst mich von meinen Qualen?

Dann piepte mein Handy.

Oh Noa, du bist ein wirklich hübscher Mann. Ich wusste, dass du hübsch bist und die Mädchen dich „Leckerchen" nennen, aber ich wollte dich erst ein wenig kennenlernen. Ich habe oft versucht, mir dich nicht vorzustellen, aber jetzt war es für mich

*soweit. Ich kann nur WOW sagen. Bist du dir
sicher, dass du mit mir zusammen sein willst?*

> *Ach Süße, soll das ein Scherz sein?! Ich
> liebe dich! Ich begehre dich, ich will dich,
> ich bin verrückt nach dir! Alles was ich
> tue, denke, mache, beinhaltet dich. Du
> bist meine Freundin, mein Leben! Ich
> habe mich schon vor langer Zeit für dich
> entschieden, du bist mein Herz. Und es
> freut mich sehr, dass ich dir gefalle.
> Hatte schon meine Bedenken. Wir ha-
> ben über Gott und die Welt geredet,
> aber du hast mir noch nie gesagt, auf
> welchen Typ Mann du eigentlich stehst.*

*Ich habe keinen bestimmten Typ, es muss halt ein-
fach passen. Und es passt! ☺ :* Noa, ich hätte
jetzt so Lust, dich zu küssen.*

> *Ja, ich doch auch. Ach Hedda, das
> wünsche ich mir schon so lange. Mich
> einfach mit dir zu treffen, mit dir zu re-
> den und zu lachen, deine Hand halten,
> vielleicht spazieren gehen, dich an mich
> drücken, dich in meine Arme nehmen
> und dich küssen. Einfach nur küssen
> und in deine wunderschönen Augen
> schauen. Ich vermisse dich so!*

*Ich dich auch, in den über zwei Monaten, in denen
ich dich kennenlernen durfte, habe ich mich auch
Stück für Stück in dich verliebt. Es war so sur-
real, so unwirklich und trotzdem da. Ich fühle*

*mich gut, wenn ich mit dir geschrieben habe, wenn
ich weiß, dass es dir gut geht. Ich lebe nach deinem
Rhythmus. Ich weiß, welche Schichten du hast,
wann du zur Arbeit fährst, wann du trainieren
gehst. Ich weiß, wann du duscht, isst oder müde
vor dem Fernseher sitzt. Wenn du ganz wenig und
kurz schreibst, weiß ich, dass es höchste Zeit ist,
gute Nacht zu schreiben, weil du sehr müde bist.
An Tagen, an denen du zur Nachtschicht musst,
warte ich auf deine SMS und will dich schlafen
lassen. Und obwohl ich hundemüde von meinem
Tag bin, will ich dich bis zu deiner ersten Pause
wach halten, weil ich weiß, dass es dir schwerfällt.
Es ist schön mit dir.*

> *Oh Schatz, du bist sooo süß. Ich richte
> mich und mein Leben, seit ich von deiner
> Existenz weiß, auch komplett nach dir.
> Ich weiß, wann du an der Uni bist und
> wann du viel lernen musst, deine Ar-
> beitsaufteilung kenne ich auch. Ich weiß
> es, wann du die Wäsche wäschst oder
> einkaufen gehst und wann du joggst oder
> mit dem Fahrrad zur Arbeit fährst. Ich
> weiß, wenn du mir kurz und zickig ant-
> wortest, dann läuft es bei dir nicht so
> rund und du willst wieder mit dem Kopf
> durch die Wand. Da muss ich mir im-
> mer etwas Lustiges einfallen lassen oder
> dich auf andere Gedanken bringen, wie
> du mich ;)*

*Ach Noa, wie kann so ein schöner Mann nur so
mitfühlend sein? Du bist auch mein Herz.*

Schatz, wir müssen langsam gute Nacht sagen,
schau mal auf die Uhr.

> *Oh ja, mit dir verliere ich jeg-*
> *liches Zeitgefühl. Ich könnte*
> *immer mit dir schreiben.*

Ich auch, gute Nacht mein Herz, schlaf gut und
träum süß. Bis morgen früh. Schatz, möchtest du
auch ein Foto von mir?

> *JAAA!!! ☺ :* SICHER!*
> *Ich bitte darum.*

Mein Handy piepte und auf dem Display erschien Hedda, meine wunderschöne Hedda. Ich schaute sie an und war so glücklich. Ich weiß noch ganz genau, als ich sie das erste Mal sah. Ich wusste, ich will sie, komme, was da wolle. Und jetzt ist sie meine Hedda. Ich schaute sie mir dauernd an, dachte an sie, an ihre Augen, an ihre Lippen, ich wollte so sehr zu ihr. Es ist zurzeit mein einziger Wunsch. Ich will sie sehen, sie hören, sie riechen, sie schmecken und sie fühlen. Ich möchte sie endlich treffen. Aber ich habe es versprochen. Kein Druck! Na ja, da muss ich jetzt durch.

Ich schloss meine Augen, küsste im Traum ihren süßen Mund und schlief ein. So gegen drei Uhr wachte ich auf, ging auf die Toilette, schaute nochmal auf mein Handy und sah, dass sie mir wieder geschrieben hatte. Ich öffnete die Nachricht und las.

Schatz, ich vermisse dich so sehr und sehne mich
nach dir. Wollen wir nicht ein Treffen ausma
chen?

Oh mein Gott, es ist so weit, sie will mich sehen, sie will mich treffen, hat sie meine Gedanken gelesen?! Egal.

> *Oh ja! OH JA! Ich will, ICH WILL und WIE ich will!!!! Wann hättest du es denn geplant?*

Ich wusste, meine süße Prinzessin würde jetzt schlafen, mir nicht antworten können, aber die Vorstellung, dass sie mich jetzt sehen will, machte mich überglücklich. Ich freute mich wie ein kleiner Junge an Weihnachten. Ich legte mich hin und schmiedete Pläne. Wann und wie und wo wir uns treffen, wie ich aussehen werde, wie sie aussehen wird und wie wir uns begrüßen werden. Was werden wir machen? Was soll ich ihr zur Begrüßung schenken?

Das werden wieder anstrengende spinn-reiche Tage, aber am Ende – DER WAHNSINN – sehe ich Hedda. Ich glaube, ich schlafe jetzt lieber ein, bevor der übliche Wahnsinn in mir wieder mal ausbricht.

14. Planung: Das Treffen mit Hedda

Ich schlief noch tief und fest, als mich mein Handy mit Heddas SMS weckte.

Guten Morgen Schatz, hast du gut geschlafen? Sorry, dass ich dir noch so spät geschrieben habe, aber ich vermisse dich so sehr und es wäre schön, wenn wir in unserer Beziehung ein neues Kapitel aufschlagen. Da dachte ich also: Lass uns treffen!

> *Guten Morgen mein Schatz, ein wunderbarer Gedanke, das würde mich auch mega freuen. Ich vermisse dich auch sooo sehr. Wann möchtest du mich treffen?*

Na ja, ich dachte: Heute ist Donnerstag und ich muss noch bis Samstagnachmittag arbeiten, aber Samstagabend und den gesamten Sonntag habe ich frei. Und du fängst am Sonntag deine Nachtschicht an, also kannst du dir aussuchen, wann du mich treffen möchtest ☺

> *Oh Schatz, herrlich! Am besten gleich! Aber das geht nicht, also machen wir es Samstagabend. Ich freue mich SOOO* ☺ ☺ ☺

Okay, also ist der Samstagabend unser Abend! Freue mich auch und bin sehr gespannt.

> *Auf was bist du denn gespannt?* ☺

Auf dich, uns, unser erstes Aufeinandertreffen.
Noa, bitte sei mir nicht böse, aber ich will in deine
Arme und ich will in deiner Nähe sein. Ich weiß,
es ist gewagt, aber so fühle ich es jetzt. Ich will
einfach meine Zeit mit dir verbringen.

> *Ach Süße, das will ich doch auch. Ich*
> *habe dir versprochen, dass ich dir die*
> *Zeit lasse. Aber ich muss zugeben, dass*
> *es mir immer schwerer fällt. Ich denke*
> *nur noch an dich und träume von unse-*
> *rem Treffen.*

☺ *Ich auch, und ich rechne es dir hoch an, dass*
du mich nicht bedrängt hast :* Schatz, ich muss
mich jetzt fertig machen und zur Arbeit gehen,
genieße deine freien Tage, melde mich später.

> *Okay, ich wünsche dir einen stressfreien*
> *Arbeitstag. Mach's gut meine Maus :**
> *ILD*

Ach das ist so schön, wir haben ein Treffen ausgemacht. Ich werde noch diese Woche meine Hedda sehen, endlich. Das ewige Warten hat jetzt ein Ende. So, ich muss jetzt planen. Also morgen zum Friseur, Haare schneiden lassen und meine Augenbrauen in Form bringen, dann zum Enthaaren, gleich beide Termine ausmachen und mal schauen, was ich anziehe. Hab ich überhaupt etwas zum Anziehen? Und muss ich etwas mitnehmen? Werde ich sie nur Samstagabend sehen oder kann ich bis Sonntag bei ihr bleiben? Geht das gleich am Anfang überhaupt? Hm, soll ich sie fragen, wie sie das sieht? Aber vielleicht ist das ja aufdringlich.

Ich nehme mir für alle Fälle doch was mit. Oder doch eher fragen? Fragen über Fragen und das alles schon vor dem Frühstück. Na, das kann ja heiter werden. Und ich will ein kleines Geschenk für sie, aber was? So wie ich mich jetzt fühle, hätte ich ihr am besten gleich ein ganzes Haus gebaut, aber ich glaube, dass ich ein bisschen kleiner anfangen muss. Vielleicht Schmuck oder Parfüms. Am besten wären doch Schuhe, sie liebt Schuhe. Als ich bei ihr war, waren die Dinger überall. Oder ein Buch? Aber ich und Bücher, na ja … Da bin ich der Depp par excellence. Da kenn ich mich gar nicht aus.

Hm, ich glaube, ich stehe erst mal auf, gehe unter die Dusche und esse was, denn mit vollen Magen wird der beginnende Wahnsinn kleiner und erträglicher. Ich duschte mich und aß was und dachte an Hedda und an unsere erste Begegnung. Es waren schöne Gedanken und es lief immer auf dasselbe hinaus. Sie in meine Arme zu nehmen, sie zu küssen und noch mehr zu küssen. Und dann kamen mir die Bilder von ihren Dessous und Schuhen hoch, die ich in ihrem Zimmer gesehen habe. Oh Gott, hoffentlich kann ich mich beherrschen. Ich bin überreif und so heiß auf sie. Was mache ich jetzt wegen dem Geschenk? Was soll ich ihr überhaupt schenken? Noa, denk nach, denk nach!

LISA! Genau, Lisa! Sie konnte mir helfen. Sie hat sich eh so gefreut für uns, hat mich immer in der Arbeit nach dem neuesten Stand unserer Beziehung gefragt. Vielleicht hat sie ja Zeit und kann mich beraten, bevor ich wieder komplett durchdrehe und einen Mist nach dem anderen fabriziere. Also nahm ich mein Handy und schrieb:

Hi Lisa, wie geht's dir? Ich wollte dich fragen, ob du ein wenig Zeit für mich hättest. Ich bräuchte einen Rat zum Thema Treffen mit Hedda. Liebe Grüße

Hoffentlich meldet sie sich. Mein Handy piepte, ich schaute nach und es war Hedda.

Hallo Schatz, habe gerade eine kurze Pause. Ich muss die ganze Zeit an dich denken. Ich schaue mir immer dein Foto an und habe es mir als Hintergrund in mein Handy getan. Deine schönen schwarzen Augen, dein freches, sexy Grinsen. Ach Noa, ich freue mich so sehr, dich bald in natura zu sehen. Schatz, was machst du gerade?

Na ja, wenn sich Lisa nicht bald meldet, fange ich an, Pläne für dein Haus zu entwerfen. Es scheint mir einfach das passende Geschenk für dich zu sein.

Ich habe geduscht und gegessen und mache gerade meine Wäsche. Muss noch die Wohnung aufräumen und zum Einkaufen gehen. Dann wird trainiert und die ganze Zeit denke ich an dich und unser Treffen.

Süß, und was stellst du dir vor?

Ich stelle mir unser Treffen vor ... Ich mache mich schick, wir treffen uns anfangs ganz zurückhaltend, weil keiner sich bloßstellen will. Doch unsere Blicke wollen nur eins. Sich nach so langer Zeit in die Arme nehmen und sich richtig drücken. Uns überkommen die ganzen Gedanken, Träume und es ist so, als ob es ohne einander kein Leben gäbe. Ich will dich küssen, doch ich warte auf den passenden Moment. Aber wir verstehen uns so gut, dass wir es beide wollen. Lippe an Lippe,

Zunge mit Zunge. Die Zeit vergeht und wir kön-
nen nicht aufhören. Haben uns so vermisst. Wir
reden über alles und hoffen, dass der Tag nie zu
Ende geht.

> *Oh Schatz, kannst du meine Gedanken*
> *lesen? Das will ich auch! Einfach mit*
> *dir sein und dich küssen. Aber ich muss*
> *gestehen: Jedes Mal, wenn ich darüber*
> *nachdenke, mündet es irgendwie immer*
> *in einen Liebesakt. Tut mir leid, ich*
> *weiß auch nicht, was mit mir los ist.*

Ach Hedda, das braucht dir doch nicht leid zu
tun. Wenn du wüsstest, welche Filme ab 18 in
meinem Kopf ablaufen. Da müsste ich mir den
Mund mit Seife auswaschen und mich in Grund
und Boden schämen, aber es ist normal! Wir lie-
ben uns, wir wollen uns und da kommen nun mal
solche Gefühle hoch. Ich bin froh, dass ich es nicht
alleine bin, sonst wäre es irgendwie pervers.

> *;) Na, dann ist es ja gut, wenn wir beide*
> *so ticken. Ich muss wieder los, die Pflicht*
> *ruft, bis später.*

Bis später mein Herz.

Es ist so cool, dass sie offen und ehrlich ausspricht, was in
ihrem Köpfchen so für Gedanken spazieren. Ich liebe sie
einfach.

Lisa meldete sich zurück. Ich rief sie an und erzählte ihr
meine Sorgen. Sie sagte zu, dass wir uns heute Nachmittag
treffen und sie mir mit Rat und Tat zur Seite steht. Bei dem

Kauf eines Geschenks für Hedda und meinem Style. Gott sei Dank!

Also gehe ich jetzt ins Training, dann meine Lebensmittel einkaufen, ab nach Hause und mich umziehen und mit Lisa treffen, um ein Geschenk für meine Hedda zu besorgen und um an meinem perfekten Outfit zu arbeiten.

15. Vorbereitung auf das Treffen

Ich war bei dem Training so motiviert und habe meine Kondition durch die sieben Wochen super verbessert. Ich glaube, wenn ich demnächst bei Hedda bin, könnte ich ohne weiteres mit ihr Joggen oder Fahrrad fahren. Jetzt kann ich mit ihr mithalten. Gut gemacht Noa! Beim Einkaufen habe ich auch ein paar Pralinen für sie gekauft. Ich weiß, super viel Kalorien, aber sie ist so süß. Dann war ich zuhause, habe mich nur kurz abgeduscht, mich umgezogen, meine fertig gewaschene Wäsche aufgehängt, die Einkäufe eingeräumt und bin zum Treffen mit Lisa gegangen. Da fällt mir ein, ich muss ihr auch etwas Schönes schenken, sie ist mir eine wirklich gute Freundin geworden und ganz ehrlich: Ohne sie hätte ich ja nicht einmal etwas von Heddas Existenz gewusst. Sie brachte uns zusammen. Sie wusste, dass wir zueinander passen. Ach ja, die Lisa.

Ich war als erster am Treffpunkt, parkte, wartete kurz und schrieb Hedda:

*Schatz, ich habe seit heute auch dein Foto immer dabei.
Einmal als Hintergrund auf meinem Handy, und einmal
ausgedruckt und neben meinem Bett aufgestellt und so
ausgerichtet, dass du mir in die Augen siehst. Oh Schatz,
ich kann deinem Blick nicht widerstehen. Bis später meine
Maus.*

Lisa kam jetzt auf mich zu, wir begrüßten uns und sie sagte: „Dann erzähl mal Noa, was schwebt dir vor. Was möchtest du ihr denn schenken? Habt ihr schon über so etwas geredet? Ich meine, ob sie schon irgendwas erwähnt hat, was sie sich wünschen würde."

„Nein, hat sie nicht und über Geschenke haben wir bis jetzt noch nie geredet. Ich will sie einfach überraschen."

„Ach du. Aber ich halte es für eine süße Idee. Na gut, sie mag Schmuck und Tücher und Bücher, aber ich glaube, nach dem ganzen Lernen hat sie eine Weile die Schnauze gestrichen voll von ihnen. Gehen wir einfach mal nach Schmuck schauen. Wenn wir nichts finden, dann gehen wir weiter. Irgendetwas Schönes werden wir für die schöne Hedda schon finden."

„Okay, und danke, dass du mir hilfst. Ich war schon wieder komplett am Durchdrehen."

„Ach Gott, wieso das denn?"

„Du weißt doch, wenn es um Hedda geht, dann mutiere ich zum größten Idioten aller Zeiten. Ich könnte den Nobelpreis für Idiotismus bekommen, falls es ihn überhaupt gibt."

Lisa schaute mich nur an, seufzte, verdrehte die Augen und sagte: „Leute, muss wahre Liebe schön sein."

„Der Hammer, der absolute Hammer!"

Wir lachten, gingen in ein Juweliergeschäft und schauten uns um.

„Sie mag zum Beispiel klassische, dezente Ketten."

„Silber oder Gold?"

„Beides, sie hat beides und trägt beides."

„Also gut, schauen wir uns Ketten an."

Lisa zeigte mir Heddas Stilrichtung und ich stellte es mir an Heddas Hals vor, in ihrem Dekolleté und stellte mir es vor, wenn sie eine ganz lange Kette trägt. Und zwar nur die Kette, sonst nichts. Oh là là! Oh Mann, was ist denn los mit mir. Beherrsche dich Noa! ZIEH SIE WIEDER AN!

Lisa schaute mich an und fragte: „Über was denkst du so angestrengt nach?"

Dass ich bald zum Arzt muss, ich glaube, bei mir ist nicht alles ganz koscher … Ich rettete mich mit:

„Na ja, vielleicht noch einen Anhänger. Weißt du, ich nannte sie mein Herz und sie erwiderte es. Also vielleicht ein kleines, dezentes Herz zu der Kette."

„Hmm, ja eine gute Idee. Dann vielleicht eine mittellange Kette und einen Herzanhänger. Ja, das wird ihr sicher gefallen. Okay, lass uns Anhänger anschauen."

Wir sahen uns einige an und ließen sie auf die Kette aufziehen und nach ein paar Versuchen hatten wir es. Eine schöne, feinmaschige Goldkette mit einem kleinen, goldenen Herzen. Wunderbar. Jetzt nur noch schön verpacken und ich habe ein super Geschenk für meine wunderschöne Hedda.

„Ach Lisa, tausendfacher Dank! Es ist verdammt schwer, wenn man sich noch nie gesehen hat."

„Ja, das glaube ich dir. Und, bist du aufgeregt?"

„Oh Gott und wie! Aber auch glücklich und gespannt. Alles auf einmal. Ich habe mir noch nie solche Gedanken über eine Frau gemacht. Keine hat mich so in ihren Bann gezogen wie sie und wir sind erst am Anfang. Es kann nur noch besser werden. Sie ist für mich etwas ganz Besonderes."

„Ja, das ist sie, aber das sieht nicht jeder. Ich habe es mir von Anfang an gedacht, dass ihr beide zusammen passt und Gott sei Dank, hat es geklappt."

„Lisa, du weißt gar nicht, wie dankbar ich dir bin."

„So ein Quatsch, wie hättet ihr euch sonst kennenlernen sollen? Es passt schon, seid einfach glücklich und genießt euer Leben."

Ich schaute sie an und lachte dankbar.

„Noa, du wolltest was zu deinem Style wissen. Also: Nicht übertreiben. Eine originelle Jeans, ein Hemd oder ein T-Shirt, kein Blink-Blink! Das mag sie an einem Mann nicht. Gute Schuhe, am besten Sportschuhe oder Sneakers und wenig Schmuck. Also Kette, Ohrringe, Armband oder

Uhr sind noch O. K., aber bitte nicht mehr. Und keine schrillen Farben. Also kein Pink oder Quietschgelb. So, wie du manchmal zur Arbeit kommst oder zum Umzug erschienen bist, oder jetzt gerade aussiehst, passt es vollkommen."

„Echt?"

„Ja, zu übertrieben mag sie es nicht an einem Mann. Ein männlicher Mann und kein Macho. Na ja, vielleicht ein Hauch davon, und keine Tussi!"

„Okay, werde ich berücksichtigen. Und wenn ich wieder am Rande der Verzweiflung bin, schicke ich dir ein Mayday."

„Ist gut. Na, dann können wir wieder nach Hause?"

„Ja, können wir. Aber vielleicht hast du ja Lust mit mir Essen zu gehen. Ich würde mich gerne bei dir revanchieren."

„Oh süß, danke! Aber leider muss ich absagen. Ich habe heute noch ein Date."

„Oh cool! Und wer ist der Glückliche?"

„Adam, der arbeitet bei uns im Lager. Wir kennen uns erst seit kurzem, verstehen uns und jetzt wollen wir uns treffen. Mal schauen, es ist noch sehr frisch und neu, mehr kann ich noch nicht sagen. Ich erzähle dir am Sonntag in der Nachtschicht mehr, wenn wir Pause haben. Ich wünsche euch ein super Date und eine super Zeit zusammen. Also dann, bis Sonntag. Ciao!"

„Ciao und nochmals Danke! Dir auch ein super Date!"

Ich setzte mich ins Auto, fuhr nach Hause und dachte: Schön, dass Lisa jetzt einen hat, aber wenn er ihr wehtut, breche ich ihm ein paar Knochen.

Also gut, ein passendes Geschenk für Hedda habe ich, weiß ungefähr, was ich anziehen und mitnehmen soll. Morgen geht's zum Friseur und zur Enthaarung und übermorgen fahre ich nach München zu meiner Hedda. Ach, das Leben ist so schön!

Ich kam nach Hause, legte mir ein paar Anziehsachen aufs Bett, dachte über das nach, was Lisa mir gesagt hat und probierte alles durch: Mal coole Jeans mit T-Shirt, dann mit Hemd, dann vielleicht das T-Shirt unter dem Hemd, was dann offen ist? Aber da sieht man meine durchtrainierte Brust nicht so. Und jetzt, wo ich wieder einen Hals habe, hätte ich ihn gerne mit meiner Brust in Szene gesetzt. Ach Mann, wenn man es so richtig bedenkt, habe ich nichts anzuziehen. Na ja, ich suche mir jetzt was zur Not, lasse das da, gehe dann morgen nach dem Friseur und der Enthaarung in mein Lieblingsgeschäft und schaue, ob ich da etwas Passenderes finde. Vielleicht ein bisschen figurbetont. Ich habe ja schließlich hart an mir gearbeitet. Dann darf ich das auch zeigen und ich will Hedda ja auch gefallen. Ich will, dass sie stolz auf mich ist und sich gerne mit mir zeigt. Ein wenig eitel, ich weiß, aber ich habe offen und ehrlich zugegen, dass ich ein wenig tussig bin.

Ich wollte mir gerade passenden Schmuck zu meinem ausgesuchten Outfit aussuchen, da piepte mein Handy. Meine Hedda meldete sich.

Hi Schatz, wie geht's dir und wie war dein Tag? Was machst du gerade? Ich bin endlich nach Hause gekommen, muss mir etwas zum Essen machen und habe dann noch ein paar Sachen zu erledigen. Ich will, dass alles perfekt ist, wenn du zu mir kommst. Ich denke die ganze Zeit, was ich bloß anziehen soll. Ich habe hier nicht alle meine Sachen dabei, einiges ist noch in der anderen Wohnung, und ich will für dich hübsch aussehen. Du weißt schon, der erste Eindruck zählt. Vielleicht gehe ich morgen vor der Arbeit noch einkaufen.

Ich lachte herzlich. Das sind wir. Zur selben Zeit den gleichen Gedanken und gleiche Sorgen. Wir beide haben nichts anzuziehen.

☺ *Dann Schatz, was denkst du, was ich gerade mache?"*

Hmm, wenn du schon so fragst. Du suchst das perfekte Outfit?

Jaa ☺☺ genau, das tue ich. Ich habe alle möglichen Variationen auf mein Bett gelegt und ziehe mich immer um, weil ich dir einfach gefallen will.

Ach Schatz, du gefällst mir doch schon, und wie!

;) Und wie??!

Na ja, du weißt schon.

Nein, weiß ich nicht ☺

Doch, das weißt du! Ich habe dir das schon paar Mal geschrieben. Bin über meinen Schatten gesprungen und habe dir das gesendet.

Ich weiß, meine Süße. Und diese Geschichten habe ich immer noch im Kopf. Und die verzaubern mich so! Ich lese sie mir immer wieder durch und denke an dich und träume von uns. Es ist einfach schön, sich auch so mit dir zu unterhalten. Ich habe es noch nie in solch einer Form gemacht. Es ist prickelnd und heiß, und ich muss gestehen, du machst mich wuschig.

Oh ja, ich weiß auch nicht so recht, was zurzeit mit mir los ist. Ich fühle mich so wohl mit dir und habe das Gefühl, dir alles erzählen zu können und es macht Spaß, mit dir zu schreiben. Du überraschst mich auch immer wieder. So habe ich mich auch noch nie mit jemandem verstanden und dann kommen die ganzen Gedanken.

Ich weiß, das ist bei mir auch so. Ich habe solch eine Sehnsucht nach dir und die ganzen SMS klingen so toll! Ich denke dann an Ausflüge mit dir: Zusammen was kochen, spazieren oder einkaufen gehen, uns um den Abwasch streiten oder gemeinsam in den Urlaub fahren, Sport machen, einfach alles. Und dich küssen, immer nur küssen. Aber dann verliere ich mich so in diesen Kussgedanken und dann habe ich wieder nur Unartiges im Kopf. ☺ Sorry, aber ich bin verrückt nach dir.

Hee! Ich will mich nicht um den Abwasch streiten! Wenn der eine kocht, wäscht der andere ab.

Mist, ich kann nicht kochen. Na toll,
wir kaufen uns einfach eine Geschirr-
spülmaschine. Kein Grund zu streiten
und mehr Zeit für uns!

Ahaaa, uns und unsere heißen Geschichten?

Ja sicher!

Vielleicht hätte ich wieder eine Gute-Nacht-
Geschichte für dich. Lust?! ☺

Oh là là, klar bin ich bereit.

Also gut, du bist bei mir, stehst in einer heißen
Sommernacht nur in Boxershorts auf dem Bal-
kon, lässt dir den kälteren Wind um die Brust
wehen. Ich komme nach Hause, sehe dich und will
gleich zu dir. Du bemerkst mich, ich sage „Bitte
nicht umdrehen". Du bleibst stehen, ich kuschle
mich an deinen Rücken, meine Hände gleiten
nach vorne an deine Brust. Ich streichle dich und
küsse gleichzeitig deinen Rücken. Kann die Sonne
noch an dir riechen. Du genießt es, aber kannst
nicht mehr nur so dastehen. Du drehst dich zu
mir, nimmst mein Gesicht in deine Hände und
küsst mich. Dann packst du mich auf deine star-
ken Arme, trägst mich ins Zimmer, legst mich
aufs Bett, ziehst mein Sommerkleid aus, machst
meine Haare auf, küsst mich von oben bis zu den
Füßen, ziehst meinen Tanga aus, nimmst mein
Bein und winkelst es an und dringst in mich ein.
Ich werde vor Erregung laut. Oh Noa, ich will
dich in diesem Moment so sehr!

*Oh Süße, das ist ein sehr erotischer Ge-
danke gewesen. Der hört sich prickelnd
scharf an. Ich habe gerade meine Augen
geschlossen und es mir vorgestellt. Oh
mein Gott, mir wird gleich heiß!*

Ach, diese Frau, die macht mir wieder ein Kopfkino. Ich
hoffe nur, dass ich keine Durchblutungsstörungen bekomme. Jedes Mal, wenn ich dann etwas trinken möchte,
zittern meine Hände so. Na ja egal, dann übe ich schon mal,
falls ich mal Parkinson bekomme.

*Hab mir die SMS nochmal durchgele-
sen. Es wird mir anders. Mein Körper
kribbelt und ich werde wuschig. Oh
Schatz, du bist so zauberhaft, ich liebe
dich und ich freue mich so auf dich und
unser Treffen. Schatz, es ist schon spät,
sagen wir bitte Gute Nacht?*

*Ja, gute Nacht mein Tiger, schlaf gut,
träum süß und bis morgen früh.*

Oh Gott, vor dem Schlafengehen und kurz vor unserem
Treffen nennt sie mich ihren Tiger? Nach so einer Geschichte? Ich will jetzt auf der Stelle der brüllende Löwe
sein, ich will sie ablecken, bespringen, besamen und als
meine wertvollste Beute in mein Nest bringen! Weiß die
Frau nicht, dass ich ein ganz normaler Mann bin? Das wird
wieder eine harte Nacht, eine sehr harte Nacht!

16. Der pure Wahnsinn!

Die Nacht war sehr schwierig für mich, ich habe kaum schlafen können. Hedda brachte mich so richtig ins Schwitzen. Ich habe dauerhaft ein und denselben Gedanken im Kopf. Ich will sie. Ich will sie jetzt auf der Stelle und zwar nackt! Ich konnte mich einfach nicht ablenken, war schon um halb sieben richtig wach. Ich dachte, dass sie heute Spätschicht hat, also vielleicht räche ich mich ein bisschen und schicke ihr eine Guten-Morgen-Geschichte à la Noa. Na dann los, tippe. Ich schrieb:

Guten Morgen mein Sonnenschein, hast du gut geschlafen? Ich habe mir die SMS nochmal durchgelesen und bin voll erregt. Mir ist ganz warm ums Herz. Ich glaube, dass, wenn ich dich sehe, ich mein Handy ausschalten muss. Nicht, dass ich in Versuchung komme, das zu lesen und mich dann nicht beherrschen kann. Schatz, du machst mich wahnsinnig und glücklich. Ich will dich so sehr! Ich liebe dich und küsse dich so sehr und intensiv, dass ich gar nicht mehr aufhören kann. Ich kriege nicht genug von dir. Oh Schatz, ich bin süchtig nach deinen Lippen. PS: Ich hätte eine Guten-Morgen-Geschichte. Bist du bereit, willst du sie lesen?

Guten Morgen mein Tiger, ja, ich bin bereit ☺ Liege noch im Bett und bin gerade aufgewacht und sehr gespannt auf deine Guten-Morgen-Geschichte.

O. K. Schatz. Du stehst in der Küche und machst gerade Frühstück für uns zwei, ich komme aus der Dusche, stelle mich hinter dich, schiebe deine Haare auf eine Seite, begrüße dich mit heißen Küssen und knie mich hinter dich hin. Deinen Tanga schiebe ich zur Seite, jetzt habe ich mehr Platz. Ich spreize ganz vorsichtig deine Beine und lecke mit meiner Zunge ganz von hinten bis nach vorne. Dir fällt es um einiges schwerer, das Frühstück zu machen. Ich nehme meinen Finger, fahre ganz leicht über deine Perle drüber. Es wird ganz feucht und warm und ich stecke einen Finger rein in deine Liebeshöhle. Du stöhnst so laut, zerrst mich nach oben, drehst dich zu mir, setzt dich auf den Küchentisch, ich nähere mich dir und deine Hände an meinem Hintern drücken mich ganz nah zu dir. Mein Prachtstück, so groß, so dick, tut dir am Anfang ein bisschen weh, als ich ganz zärtlich in dich reingleite und meine Zunge spielt mit deinen Nippeln. Deine Beine umschlingen mich. Okay, nun willst du ihn ganz tief spüren! Ich hebe dich von dem Tisch und jetzt bist du frei in meinen Händen. Ich lege mich auf den Boden, du auf mir und ich gebe dir den Vortritt. Du gibst das Tempo und den Rhythmus an! Es ist soweit, wir haben den Höhepunkt erreicht. Du kuschelst dich ganz eng an meine Brust, ich genieße die zärtlichen Momente, streichle dich am Kopf und gebe dir einen Kuss. Wir sind beide so glücklich.

OH MEIN GOTT NOA!!! Ich bin so mega heiß auf dich, du bist der Wahnsinn, ich kann nicht mehr denken, ich werde nur noch heiß!

Es tut mir leid Schatz, aber es ging mir die ganze Nacht soooo! PS: Um elf Uhr muss ich zum Waxing ins Enthaarungsstudio. Was machst du noch vor der Schicht?

Bitte Schatz, verstehe mich nicht falsch, ich könnte dir jetzt was anderes schreiben, aber ich bin so erregt von deiner SMS, meine Gedanken drehen sich nur noch darum. Meine Nippel sind hart, meine Perle pocht wie verrückt, ich kann mich auf nichts anderes konzentrieren. Ich will dich jetzt sofort, soooo sehr! Ich glaube, ich muss mir jetzt selber helfen, darf ich?

Oh mein Gott, habe ich das jetzt richtig verstanden? Ich wollte sie doch leiden lassen und nicht sie mich. Oh Mann, ich armer, armer Noa!

Hi Süße, na klar, solange ich der einzige bin, der dich beglücken kann. PS: Kannst du mir beschreiben, wie du es machst, ich werde jetzt auch ein bisschen geil. Schatz, was machst du mit mir?

Ich weiß nicht, ich versuche es.

Oh Gott, es fühlt sich so an, als hätte ich drei Beine. Ich bin komplett aus der Rolle, ich muss ihr was schreiben, aber was? Ich weiß doch jetzt, was sie tut. Oh Gott, es ist so eine himmlische Qual.

Schatz, aber warte erst, wenn wir bereit sind und es live machen. Schatz, ich liebe dich soo sehr!

Schatz, weißt du, wie sehr ich mich nach dir sehne? Gemeinsam frühstücken, bisschen reden und kuscheln, das wäre jetzt schön! ILD

Ach was soll's?!

Oh Schatz, ich kann nicht mehr, ich spüre meinen Lusttropfen. Schatz, ich bin süchtig nach dir. Ich liebe dich so wahnsinnig, du erweckst bei mir neue Sinne.

> *Oh Noa, danke, ich bin erlöst. Es hat so gut getan, was du mit mir machst ist der pure Wahnsinn!*

Schatz, beschreibst du es bitte. Ich kann auch nicht mehr! Seit Tagen dieses ständige Auf und Ab im Wechsel. Er tut schon richtig weh.

> *Na, dann folge mir.*

Das würde ich gerne machen, würde mich richtig entspannen, mir alles mit dir vorstellen. Der ist richtig dick, aber ich bin allein!

> *Ich bin doch auch alleine, aber ich denke an dich. Und du, nur DU, erweckst diese gigantischen Gefühle in mir. Ich werfe alle Gedanken ab und will nur bei dir sein. Ich habe mir vorgestellt, dass du mich küsst, wie du es vorher geschrieben hast. Ich habe meinen Busen gestreichelt, meinen Bauch, meinen Venushügel, meine Beine gespreizt und bin mit meinen Fingern über meine Perle bis zu der feuchten Liebeshöhle geglitten, habe ihn reingesteckt, wie du es beschrieben hast, dann bin ich mit meinem feuchtem Finger zurück zu meiner Lustperle und habe sie umkreist und stellte mir dabei vor, dass es deine Zunge wäre. Ich hob mein*

Becken hoch und verwöhnte mich. Mein Becken tanzte rauf und runter, ich musste schneller werden, ich stellte mir vor, du bist in mir drinnen. Ich kann nicht mehr und muss kommen. Ich wurde richtig laut, mein Herz raste und meine Augenlider pochten! Jetzt ist so weit! Oh Noa, es ist so himmlisch, so schön! Ich liebe dich!

Schatz, das war bis jetzt das intimste, was ich je mit einem Mann erzählt habe. Du machst mich verrückt, aber ich liebe dich. Ich will dich und ich will deine sein!

Oh Baby, du bist der pure Wahnsinn. Schatz, ich muss dir folgen, sonst platze ich. Du machst mich so verrückt nach dir, ich liebe dich so abgöttisch.

Ja, tu dir was Gutes und denk an mich. PS: Beschreibst du, wie du es machst?

Mein Prachtstück ist so groß, so richtig steif, ich streichle, knete und drücke meine Juwelen, fahre entlang des Schafts hoch bis zur Eichel, schiebe die Vorhaut zurück, massiere und umkreise die Eichel und spüre dabei, dass sie schon ganz feucht ist. Jetzt drücke ich ganz fest zu, bis das Blut sich staut, ein Schmerz der Lust. Jetzt schiebe ich ihn hin und her und mein Daumen berührt immer wieder meine nasse Eichel. Der Druck wächst, ich hebe mein Becken rauf und runter. Jetzt ist es soweit. Mein Bauch und Nabel, samt meiner Tattoos, ist voll mit Eiweiß. Schatz, wenn ich jetzt schon so komme, was passiert, wenn du dann da bist?

Oh mein Herz, das ist soo schön und soo intim. Dass ich sowas mit dir teile ist WOW!!! Habe noch nie, noch nie in meinem Leben mit jemandem darüber geredet, geschrieben und nicht mal daran gedacht, dass ich es tun werde. Und mit dir ist einfach alles anders. Neu, aufregend und so wunderschön. Also hat es dir mit „mir" gefallen? ☺

Oh Hedda, meine wunderbare Hedda! JAA, es hat mir gefallen, und wie es mir gefallen hat!

Oh Schatz, ich könnte den ganzen Tag, ich bin sehr standhaft. Hab ein bisschen Angst, dass wir am Samstag nicht zu Wort kommen. Du machst mich jetzt schon so heiß und wenn ich dich erst sehe! Oh mein Gott, dann muss ich mich zusammenreißen! Schatz, wenn ich jetzt Frühschicht hätte, müsste ich mir frei nehmen. Meine Gedanken, meine Fantasien von dir! Ich kann an nichts anderes mehr denken, als nur an dich. Ich liebe dich so wahnsinnig.

Das ist schön, freut mich, mir hat es auch gefallen, sehr sogar! Schatz, ich muss jetzt wirklich aufstehen und langsam was tun, bin spät dran, aber der Morgen mit dir war fantastisch. Bis später :*

Ja meine Süße, war wirklich fantastisch! Ich küsse dich auch und freu mich so wahnsinnig auf dich.

WOW, das war ein Morgen, und das alles vor dem Frühstück. Ich rauche zwar nicht, aber ich bräuchte eine Zigarette danach. HALLELUJA, das kann morgen heiter werden. Jetzt ab zum Friseur und dann hübsch machen, ich will ja für Hedda perfekt aussehen.

17. Beauty-Day für Hedda

Ich war so glücklich und so baff von dem heutigen Morgen, ich stand auf, ging ins Bad, wusch mich, richtete mir mein Frühstück her und dachte an unser Treffen morgen. Und die Frage, die mich die ganze Zeit begleitete, war: Bleibe ich über Nacht bei ihr? Und schlafe ich mit ihr in einem Bett? Oder geht das gerade alles zu schnell?

Ich meine, wir kennen uns jetzt seit über zweieinhalb Monaten und schreiben mehrmals täglich. Wir wissen dadurch sehr viel voneinander, aber trotzdem ist das etwas anderes als das richtige Zusammensein. Ich wusste nicht so recht, wie ich mich verhalten soll. Ich glaube, ich frage Hedda einfach, sonst mache ich mich wieder verrückt. Jetzt esse ich mein Frühstück, bin nämlich schon am Verhungern. Dann fahre ich zum Haare stylen, meine Augenbrauen schön in Form bringen, dann ins Enthaarungsstudio und anschließend gehe ich in die Drogerie und kaufe mir Gesichtsmasken. Ich will für sie ja richtig gut und gepflegt aussehen. Ah, und noch die Klamotten! Da brauche ich zumindest obenrum etwas Figurbetontes. Ich machte mich fertig, setzte mich ins Auto, fuhr los und dachte an meine bezaubernde, sexy Hedda. Oh mein Gott, ich muss damit aufhören, es ist nicht auszuhalten.

Meine Haare und meine Augenbrauen sind super geworden, jetzt nur noch die Körperbehaarung loswerden. Ich mag das nicht, das tut immer so weh. Aber es muss manchmal sein. Wer schön sein will, muss leiden. Ich wusste, dass Hedda jetzt wenig Zeit haben wird, aber ich musste mich nochmal melden, bevor sie zur Arbeit fährt.

Schatz, ich bin gerade fertig geworden. Wollte mich noch schnell melden, bevor du zur Arbeit fährst. Das hat echt wehgetan, nächstes Mal darfst du mich quälen und wachsen, wenn du magst. PS: Der Morgen war richtig heiß, wenn ich daran denke, überkommt mich die Lust wieder. Du verzauberst mich so sehr! ILD

Ja, das war es wirklich, muss auch die ganze Zeit daran denken ☺ :* Okay, wenn du möchtest, versuche ich es mal, aber ich kann dir nichts versprechen, ich habe so etwas noch nie bei jemandem gemacht. Jetzt muss ich aber los, ich bin mit allem spät dran, dank dir ;) Schönen Tag noch, mein Tiger.

Ja, dir auch einen schönen Tag, melde dich, wenn du Zeit hast.

Na toll, schon wieder der Tiger, dem habe ich den ganzen Schlamassel zu verdanken, aber es ist schön, dass sie mich ihren Tiger nennt. Nur der Tiger in meiner Hose soll es lieber nicht hören. Er entwickelt sich dann zum Spekulanten und spekuliert immer auf mehr. Ich habe so viel Energie, dass ich jetzt gerne Trainieren gehen würde. Morgen und übermorgen komme ich höchstwahrscheinlich gar nicht dazu. Und was sein muss, muss sein.

Mein Training verlief super, alles war einfach super. Ich fuhr nach Hause, duschte kurz, zog mich um und fuhr Klamotten einkaufen. Ich habe mir zwei tolle T-Shirts gekauft, ein gut geschnittenes Hemd, einen neuen Gürtel und war sehr zufrieden mit der Ausbeute. Das ist mein perfektes Outfit für morgen. Ich hatte das Geschenk für Hedda, meine Haare und der Rest sind richtig gut geworden, meine neuen Anziehsachen passen wie angegossen und ließen mich richtig männlich, mega sexy und hübsch rüberkommen. Die Verkäuferinnen im Laden nahmen mich auch schon ins Visier, aber das alles interessierte mich nicht, ich habe Hedda und bin glücklich mit ihr. So glücklich war ich noch nie und in nicht mal 24 Stunden werde ich meine Traumfrau in meinen Armen halten, sie an mich drücken und vielleicht darf ich sie küssen. Ich freue mich so! Noch einmal schlafen, dann darf ich zu Hedda. Juhu! Meine süße Hedda meldete sich, nur kurz.

Hallo Schatz, bei mir ist der komplette Stress ausgebrochen: Zwei Arbeitskolleginnen sind krank, eine ist im Urlaub und jetzt sind wir nur zu zweit bei so vielen Patienten. Ich hoffe, ich überlebe das unbeschadet und komme zu einer einigermaßen menschlichen Zeit heraus. Wenn ich mich nicht melde, habe ich einfach keine Zeit, sorry. ILD :*

> *O. K. Schatz, dann wünsche ich dir trotzdem noch einen stressfreien Tag. Ich liebe dich auch und wie! :**

Die Arme, aber wenn ich morgen bei ihr bin, versuche ich alles zu tun, dass es ihr gut geht und sie entspannen kann. Ach, ich wollte sie noch fragen, wie sie das morgen alles sieht. Ob ich bei ihr bleiben darf oder nicht. Ich hoffe, ja. Aber ich frage sie, wenn sie mir gute Nacht schreibt.

Ich brachte meine Wohnung auf Vordermann, putzte alles, sogar das Bad, wusch die letzte Wäsche und ging zeitig ins Bett. Die letzte Nacht war quälend hart. Aber der Morgen war der Hammer und entschädigte alles. Ach meine Hedda, meine wunderschöne Hedda. Ich stellte mein

Handy auf laut, ich wollte es hören, wenn sie sich meldet, fragen, wie ihr Tag war und gute Nacht sagen und wegen dem Übernachten fragen. Ich legte mich hin, schloss meine Augen und träumte von meinem Sonnenschein. Ich schlief gleich ein. Um 00.32 Uhr piepte mein Handy. Hedda schrieb.

Ich habe es überlebt und in ein paar Stunden muss ich in die Frühschicht. Gott, ich bin so müde. Gute Nacht Noa, ich muss dringend ins Bett, sonst wird das morgen ein richtiger Kampf.

Ich hörte mein Handy, wurde aber nicht richtig wach. Gegen zwei Uhr wurde ich wach und las mir ihre Nachricht durch. Sie tat mir leid, aber ich konnte ihr nicht helfen. Ich entschuldigte mich, dass ich ihr nicht gleich geantwortet habe, wünschte ihr auch eine gute Nacht und fragte, wie sie es plante, mit mir zu verfahren, ob ich bei ihr bleiben und übernachten könnte und wir den Sonntag miteinander hätten. Dazu schrieb ich, dass ich sie sehr vermisse und mich mega auf sie freue und sie für mich die Sexiest woman alife ist. Dann schlief ich wieder weiter. Ich wachte auf, als sich Hedda mit ihrer Guten-Morgen-SMS meldete.

Guten Morgen mein Herz, das war eine kurze Nacht für mich, aber was soll's, es ist manchmal so. Schatz, ehrlich gesagt, habe ich mir noch nie so richtig Gedanken darüber gemacht, aber du hast schon recht, wenn du bei mir bleibst, dann können wir noch den Sonntag zusammen verbringen. Also ich sage ja, nimm einfach ein paar Sachen mit. Ich habe mir gedacht, dass wir einen Treffpunkt ausmachen, uns da treffen und dann entscheiden wir spontan, was wir machen. Ob wir erst kurz spazieren gehen und ein bisschen reden, oder irgendwo etwas trinken oder essen gehen oder gleich zu mir fahren. Ich hätte gesagt, dass ich mich nach der Arbeit melde, dann kannst du losfahren und ich habe noch ein wenig Zeit, um mich zu duschen, mich für dich hübsch zu machen und zum Treffpunkt zu fahren.

> *Oh Schatz, ja klar, ich freue mich so! Ich kann es kaum abwarten. Ich wünschte, es wäre schon so weit, dass ich dich gleich treffen werde.*

Ich freue mich auch schon riesig, aber davor muss ich noch ein wenig arbeiten :´(Bis später, ich melde mich, wenn ich Zeit habe, muss jetzt los, einen schönen Tag.

> *Oh Süße, das wird der schönste Tag meines bisherigen Lebens. :* :* :* ILD*

Ich stand auf, zog mich an, machte mir Frühstück, wollte zum Training gehen. Ich strotzte vor Energie und Verlangen nach Hedda, aber ich überlegte mir, dass ich noch nie richtig draußen joggen war. Also zog ich mir meine Sportsachen an, meine Laufschuhe und bin joggen gegangen. Ich lief vor mich hin und stellte mir vor, dass ich das bald mit Hedda machen werde. Wenn ich bei ihr bin, will ich mit ihr joggen, Fahrrad fahren, vielleicht ein Fitnessstudio in ihrer Nähe besuchen. Mal schauen, was die Großstadt diesbezüglich zu bieten hat. Ich lief und dachte die ganze Zeit an meine süße Hedda. Ich hatte so viele Fragen, die beantwortet werden wollten. Wie ihre Stimme klingt, wie sie mich anschaut, wie sie lacht, wie fühlt sie sich an und wie schmeckt sie? Werden wir zusammen das Essen machen oder gleich was unternehmen? Oder nur viel reden und ein bisschen kuscheln? Oh Hedda, ich freue mich so sehr auf dich. Ich machte eine kleine Pause und musste ihr schreiben.

Hallo mein Herz, ich weiß, dass du jetzt beschäftigt bist und nicht mit mir schreiben kannst, aber ich kann es kaum aushalten, ich freue mich so wahnsinnig auf dich. Auf alles mit dir. Ich bin so gespannt auf dich, ich bin gerade joggen und denke mir die ganze Zeit dabei, dass wir das bald zusammen machen können. Bis später meine Süße.

Ich lief zurück und träumte weiter vor mich hin. Über Hedda und das Leben mit ihr. Ich kam nach Hause und begann mit meinem Beauty-Programm. Ich habe mich rasiert, dann eine Gesichtsmaske aufgetragen, angeblich belebend für einen strahlenden Teint. Während sie einwirkte, machte ich meine Nägel, kurz geschnitten und gefeilt. Dann ging ich duschen, schön ordentlich duschen. Wer weiß, was heute noch alles passiert. Dann meine Zähne geputzt und noch Mundwasser benutzt. Oh, ich glaube, das war ein wenig zu viel, ich habe mir alle meine Geschmacksnerven weggeätzt. Egal, ein frischer Atem ist immer gut. Dann ging ich ins Schlafzimmer und habe mich in meine neuen Klamotten geworfen. Oh ja Noa, sehr hübsch. Ich habe mir wirklich gut gefallen. Jetzt noch meine Haare stylen, ein Duftwässerchen, passenden Schmuck und ich bin fertig präpariert. Kann nach München und meine Hedda bezirzen.

Sie hat mir nicht geantwortet, aber das macht nichts. Ich wusste, dass es bei ihr stressig ist. Die Leute werden nicht alle über Nacht gesund, also hat sie sicher viel zu tun. Ich musste ihr wieder schreiben.

Hallo mein Schatz, ich hoffe, dass dein Arbeitsstress sich in Grenzen hält. Ich habe mich geduscht, mich angezogen und mich richtig hübsch für dich gemacht. Jetzt muss ich noch ein paar Sachen zusammenpacken und warte auf deine Angaben, wo wir uns treffen sollen, damit ich es ins Navi eingeben und zu dir fahren kann. Ach Schatz, ich freue mich so und bin so glücklich mit dir.

Ich wartete fünf Minuten und hoffte, dass sie sich melden wird, aber macht nichts, ich kann ja schreiben. Ich bin so froh und so verrückt nach ihr, dass ich ihr alles erzählen möchte, was gerade in meinem Kopf für Gedanken Platz nehmen. Ich schrieb wieder.

Mein Herz, ich bin so aufgeregt, ich muss wirklich ununterbrochen an dich denken. An alles Mögliche. Ich habe mir gerade die Anfangs-SMS durchgelesen, wie alles angefangen hat. Wie „Ich mag dich", „Hab dich lieb" zu „Ich liebe dich" wurde. Echt schön und ich werde all diese SMS auf meinem PC speichern. Irgendwann in ein paar Jahren können wir uns sie nochmal durchlesen und wenn ich daran denke, wie es sich entwickelt hat, und wenn ich an unsere heißen Geschichten denke, dann wird mir gleich ganz anders. Oh Schatz, ich liebe dich so.

Du bist meine absolute Traumfrau. Du verzauberst mich so göttlich. Ich will dich und alles mit dir erleben. Dich verwöhnen, dich massieren, dich lieben, oh Schatz, ich habe so eine Sehnsucht nach dir. Ich will jetzt zu dir fahren und gleich bei dir sein.

Und wenn ich noch daran denke, dass ich gleich heute bei dir bleiben und dann bei dir oder sogar mit dir übernachten darf, oh Baby, dann wird es mir gleich anders. Oh Schatz, kannst du dich bitte bald melden. Ich will endlich zu dir fahren.

Hedda meldete sich, kurz aber aussagekräftig.

> *Hallo Noa, ich bin jetzt fertig, muss auf dem Heimweg ein paar Sachen einkaufen, wollte gestern früh, da waren wir aber anderweitig beschäftigt. Dann muss ich nach Hause, duschen und mich für dich hübsch machen. Wir treffen uns daher in circa zwei Stunden in München Sendling bei einer Kirche. In der Nähe gibt es einen kleinen Park, eine Eisdiele und ein Restaurant. Die Adresse schicke ich dir gleich, bis dann. Ich freu mich auch auf dich :**

Oh schön, meine Süße. Hedda, du kannst mir auch eine Liste schicken und ich kann zum Einkaufen gehen, ich bin ja fertig und du hättest dann mehr Zeit für dich. Du brauchst mir nur die Liste zu schicken und die Adresse.

Nein, die Sachen besorge ich,
kein Problem.

Sie schickte mir die Adresse, ich gab sie ins Navi ein, packte meine Sachen, ihr Geschenk und die Pralinen, setzte mich ins Auto und fuhr endlich los. Ich fahre zu Hedda, zu meiner wunderschönen Hedda.

18. Das Treffen mit Hedda

Ich sitze im Auto, fahre nach München zu meiner süßen Hedda. Nach so langer Zeit werde ich sie endlich sehen, hören und in ihre wunderschönen Augen schauen. Ich bin so gespannt auf sie, ich war früher nie so aufgeregt. Ich habe mir noch nie so viel Mühe gegeben, aber es war mir bis Hedda keine Frau so wichtig gewesen. Keine hat mich so fasziniert und gefesselt! Das erste Mal in meinem Leben dachte ich an eine gemeinsame Zukunft, mit dieser Frau. Und das jetzt schon, am kompletten Anfang, ohne sie je gesehen oder gehört zu haben. Mit jedem weiteren Kilometer, den ich hinter mir hatte, wuchs die Neugierde auf sie und das Treffen. Wie wird alles sein? Werde ich ihr gefallen? Werden wir die Zeit gut miteinander verbringen? Wie wird sie auf mich reagieren? Jetzt muss ich dem Navi folgen, sonst verfahre ich mich fürchterlich. Also die nächste rechts, dann gleich nochmal rechts, okay! Oh scheiße, was mache ich denn da? Die andere rechts! Bin zu blöd, mit einem Navi zu fahren. Bin so aufgeregt und bin falsch abgebogen. Hm, wie komme ich jetzt auf die andere Seite? Das ist hier nicht so einfach. Ach, ich fahre einfach bis zur nächsten Kreuzung und komme da wieder zurück, na hoffentlich. Ich schaffe das noch rechtzeitig, in München bin ich ja schon, aber das Navi zeigt noch über 22 Kilometer bis zum Ziel und in einer halben Stunde muss ich da sein, also Noa, reiß dich zusammen. Höre der reizenden Dame im Navi zu und tue, was sie sagt.

So, jetzt bin ich wieder richtig, oh Gott, mein Herz klopft wie verrückt. Nur noch eine kurze Zeit und dann bin ich bei meinem Schatz. Dann kann ich sie endlich in meine Arme nehmen, sie richtig an meine Brust drücken und sie begrüßen. Ich habe sooo lange auf diesen Moment gewartet, aber meine Hedda ist mir das wert.

Ich sehe die Kirche und mein Navi sagt noch 500 Meter bis zum Ziel. Bin angekommen und suche mir jetzt einen guten Parkplatz, gehe zum vereinbarten Platz, setze mich auf die Bank und warte auf sie.

Also parkte ich, schloss das Auto ab und ging zu der Parkbank, setzte mich hin, schaute auf mein Handy. Keine Nachricht. Hedda wird sich sicher auch schon auf den Weg gemacht haben. Von welcher Seite wird sie wohl kommen? Und wie wird sie aussehen? Oh Gott, ich bin so gespannt und kann nicht ruhig dasitzen, ich muss aufstehen und ein paar Schritte gehen. Oh, da kommt eine Frau mit langen, braunen Haaren, ist das Hedda? Sie kommt immer näher. Oh nein, das ist sie nicht, Schade. Na, vielleicht die da hinten? Nein, auch nicht. Ich ging zurück zu der Bank, es ist schon 10 Minuten nach der Zeit, aber gut, sie war arbeiten, dann einkaufen und sich für mich hübsch machen, sie ist eine Frau, das kann dann schon dauern. Egal, ich habe Zeit und die paar Minuten steigern nur die Vorfreude. Ich wartete weiter und in jeder Frau, die zu sehen war, sah ich Hedda. Aber sie kam nicht. Jetzt ist es schon eine halbe Stunde, habe ich die Uhrzeit falsch verstanden? Ich schaute nach. Nein, wir hatten 18 Uhr ausgemacht und jetzt war es schon 18.35 Uhr. Na ja, wir haben den ganzen Abend, die Nacht und fast den ganzen Sonntag. Sie wird schon einen Grund für ihre Verspätung haben. Ich saß da und wartete und wartete. Die Zeit verging, aber Hedda kam nicht. Um 19 Uhr machte ich mir Sorgen. Sie ist nicht gekommen und hat mir keine Nachricht geschickt. Vielleicht ist ihr etwas passiert? Aber was? Ich schrieb.

Hallo Hedda, ich hoffe, du hast mich nicht vergessen ;) Ich sitze am vereinbarten Platz, seit über einer Stunde und warte auf dich. Ich hoffe, bei dir passt alles. Bitte melde dich kurz.

Ich verschickte die Nachricht und wartete weiter. Keine Hedda, keine Nachricht von ihr. So, jetzt mache ich mir wirklich Sorgen. Langsam steigerte ich mich in sehr düstere Gedanken. Vielleicht ist ihr etwas passiert. Vielleicht hatte sie einen Autounfall und ich sitze hier und weiß von nichts. Was soll ich jetzt tun? Dableiben, oder versuchen, zu ihr zu fahren? Aber ich habe ihre Adresse nicht. Oh Gott, was ist los? Ich schrieb wieder.

Schatz, kannst du dich BITTE melden? Ich weiß nicht, was los ist. Ist dir etwas passiert? Ich bin mit dieser Situation komplett überfordert. Wenn du mir deine Adresse schicken könntest, kann ich auch zu dir kommen, bitte melde dich. Gib mir ein Zeichen. ILD, Noa.

Und wieder warten, aber nichts weiter geschah. Ich war ratlos, was soll ich jetzt machen? Wie soll ich mich verhalten? Vielleicht versuche ich sie mal anzurufen, es könnte ja klappen. Ich wählte ihre Nummer, hielt meinen Atem an und hörte zu. Aber es ging nur die Mailbox an. Oh Gott, vielleicht ist wirklich was passiert, was soll ich in dieser Situation tun? Wie soll ich reagieren? Es ist schon 20 Uhr, die Kirchenglocke gibt das preis. Keine Hedda, keine Nachricht und kein Lebenszeichen, nix. Ich bin verzweifelt. Ich sitze alleine auf der Bank neben der Kirche, um mich herum wird es immer ruhiger und nur wenige Leute gehen an mir vorbei. Da kommt mir eine Idee. Lisa! Sie könnte mir Heddas Adresse geben, ich könnte zu ihr fahren und in Erfahrung bringen, was mit ihr los ist. Ich rief Lisa sofort an, ach Mist, besetzt! Dann versuche ich es gleich nochmal. Fünf Minuten wartete ich und schrieb wieder an Hedda.

Schatz, bitte bitte, ich flehe dich an! Melde dich
bitte bei mir! Ich weiß nicht, was los ist und ich
mache mir mega Sorgen, ich liebe dich mein Herz.

Dann versuchte ich wieder, Lisa zu erreichen, doch es war immer noch besetzt. Ich sendete ihr eine SMS.

Lisa, Mayday Mayday! Ich bin in München,
sollte Hedda treffen, warte schon über zweieinhalb
Stunden, aber sie kommt oder meldet sich nicht.
Bitte! Ich muss mit dir reden, ich brauche deine
Hilfe.

Oh Gott, was ist nur los, warum kommt sie denn nicht, was ist passiert? Ich versuchte nochmal, bei Hedda anzurufen, dieses Mal war besetzt. Und bei Lisa auch. Hm, ein Zufall? Was ist los? Ich stellte mir Horrorszenarien vor. Vielleicht hat sie sich zu sehr beeilt und es ist doch etwas passiert. Oh Gott, bitte nicht. Ich versuchte wieder, bei Lisa anzurufen, dieses Mal war die Leitung frei. Bitte geh ran und rede mit mir! Lisa ging ran.

„Oh, Gott sei Dank. Danke, ich versuche dich schon die ganze Zeit zu erreichen! Lisa, ich brauche unbedingt deine Hilfe! Ich bin in München, will Hedda treffen …"

Ich redete wie ein Wasserfall, Lisa wollte von Anfang an etwas sagen, aber ich war so aufgedreht und voller Sorgen, ich wollte nur, dass mich jemand von meinen Qualen erlöst.

Sie sagte mit tiefer, ruhiger, aber irgendwie trauriger Stimme: „Noa, sie kommt nicht."

Ich hörte diese Worte, verstand sie aber nicht. Was meint sie mit „Sie kommt nicht."? Aber, aber ich liebe sie! Sie ist meine Hedda, wieso kommt sie nicht? Habe ich was falsch gemacht? Wieso?

Ich fragte Lisa wie mit einem Brett vor dem Kopf: „Wieso? Was ist passiert? Habe ich was gemacht? Lisa sag mir bitte, was los ist."

Lisa holte tief Luft und antwortete: „Sie ist sich nicht sicher und sie schämt sich. Sie hat jetzt die ganze Zeit geweint, ich weiß auch nicht so richtig, was vorgefallen ist. Aber sie kann nicht kommen. Ich musste sie erst beruhigen und ehrlich gesagt, habe ich auch nicht viel davon verstanden. Nur, dass sie nicht kommen kann. Noa, fahr nach Hause, aus dem heutigen Treffen wird nichts. Es tut mir wirklich sehr leid und sobald sie sich beruhigt hat und ich mit ihr vernünftiger reden kann, sage ich dir Bescheid. Fahr erst mal nach Hause, bis dann, O. K.?"

„O. K."

Okay sagte ich, aber ich verstand es immer noch nicht. Ich fühlte mich, als hätte mich ein Panzer überfahren. Einfach platt. Was ist da vorgefallen? Ich setzte mich ins Auto und fühlte, wie mich tiefste Traurigkeit überfiel. Ich fühlte mich wie in Ohnmacht. Ich schrieb an Hedda:

Schatz, jetzt wäre der Augenblick, wo wir uns in unsere Arme nehmen und uns küssen würden. Unser Leben würde richtig beginnen. Wir würden uns nicht mehr aus den Augen lassen. Schatz, mich überkommen Gefühle, die ich noch nie zuvor spürte. Ich muss weinen. Es tut mir so leid. Es muss raus. Ich liebe dich, wie ich noch keine geliebt habe, mein Leben dreht sich nur um dich. Ich kann ohne dich nicht leben, ich brauche dich wie die Luft zum Atmen. Du bist das Allerwichtigste für mich, vergiss das nie!!

Schatz, rede mit mir, bitte.

Es kam nichts zurück. Ich bin in München, habe Heddas Geschenk in meiner Tasche, meine Träume in meinem Kopf, meine Liebe für sie in meinem Herzen und muss nun nach Hause fahren. Werde ich sie je haben und lieben dürfen? Will sie mich überhaupt oder doch nicht?

Ich sitze in meinem Auto und weine wie ein kleines Kind. Es tut so weh, sie ist für mich das Wichtigste, aber ist sie noch meine Hedda? Und will sie mich als ihren Noa? Die Kirchenglocke schlägt zehn Mal, es ist mittlerweile 22 Uhr. Keine Nachricht. Ich muss wirklich zurück fahren. Ich starte den Motor und fahre langsam, schweren Herzens nach Hause. Ich war noch nie in meinem Leben so traurig, enttäuscht und verletzt. Ich kam nach Hause, ging ins Bett und weinte mich in den Schlaf.

19. Mein Handy klingelt

Gegen drei Uhr Nachts klingelte mein Handy, ich wachte auf und dachte, dass Lisa sich meldet, ich ging ran: „Ja?"

Es war leise am anderen Ende. Und dann hörte ich nur eine leise, ein bisschen zittrige Stimme sagen: „Noa?"

„Ja? … Hedda?"

Ganz traurig hörte ich: „Ja."

Sie brach in Tränen aus. Mir ist das Herz fast stehen geblieben. Ich sagte mitfühlend:

„Hedda? Ach Süße, wieso weinst du? Was ist denn los?"

Ich hörte sie nur noch leise schluchzen. Ich redete mit sanfter Stimme weiter.

„Schatz, Süße! Nicht weinen, egal, was es ist, ich bin dir nicht böse. Ich kann dir nicht böse sein. Versuch, mit mir zu reden."

Sie antwortete: „Ich weiß nicht, wie."

Und legte auf.

Ich war wach, verwirrter denn je und verstanden habe ich gar nichts. Aber ich habe Heddas Stimme gehört. Ich wollte ihr gerade schreiben, als mein Handy piepte.

Noa, ich will mit dir reden. Ich will dir erklären,
wieso ich nicht kam. Aber ich traue mich nicht.
Ich will dich nochmal anrufen, aber lass mich aus-
reden. Unterbrich mich nicht, bitte.

Okay

Mein Handy klingelte erneut. Die bezauberndste Stimme, die ich je gehört habe, fing traurig zu reden an.

„Noa, ich fühle mich mit dir so wohl wie noch nie mit jemandem. Ich konnte dir alles erzählen. Ich vertraute dir meine intimsten Fantasien an. Ich riss mich zu Sachen hin, die ich nie gemacht, gesagt oder geschrieben habe. Es war wunderschön, aber dann wurde mir heute klar, dass ich ein bisschen zu weit gegangen bin. Du fragtest mich, ob du gleich bei mir übernachten kannst, ich sagte – ja, wieso auch nicht –, aber mir wurde im Nachhinein bewusst, dass es mir zu schnell geht und ich habe nie eine Beziehung mit Sex angefangen. Und ehrlich gesagt schäme ich mich dafür, dass ich damit angefangen habe. Ich habe mich von deiner Art anstecken und den Gefühlen freien Lauf gelassen und jetzt schäme ich mich dafür und weiß nicht, wie ich dir in die Augen schauen soll und wie ich die Zeit mit dir verbringen soll. Ich dachte, wenn du bei mir übernachtest, dann wirst du vielleicht auch mit mir Sex haben wollen und meine bisherigen Beziehungen sind gerade daran gescheitert. Beide sind fremdgegangen, weil ich mies im Bett war und ich dachte, dass ich richtige Gefühle für dich habe und dann fange ich es komplett falsch an und verliere dich, die Möglichkeit auf uns. Und dann habe ich gekniffen. Aber ich wusste nicht, wie ich dir das erklären sollte. Es war schon zu spät. Du bist du schon auf dem Weg zu mir gewesen. So, jetzt habe ich es gesagt, ich würde es verstehen, wenn du nun sagst, dass dir das zu verrückt oder zu kompliziert wäre und du das nicht willst, aber ich wollte es von meinem Standpunkt erklären. Okay?"

Ich hörte mir das alles an, konnte meine Gedanken langsam wieder ordnen und strengte mich an, zu antworten.

„Okay, Hedda ich bin nicht wegen Sex mit dir zusammen. Nur wegen dir, weil du mich in deinen Bann ziehst und zwar indem du bist, wie du bist. Und ich habe dir ganz am Anfang gesagt, dass ich nicht weggehe, weil es kompliziert wird. Ich nehme die Herausforderung an. Ich habe es gesagt, es so gemeint und es angenommen. Dazu stehe ich. Ich liebe dich, ich begehre dich und ich will mit dir zusammen sein, weil du für mich das Wertvollste bist. Ich habe mich für dich entschieden und ich verstehe es. Ich bin, ehrlich gesagt, nicht davon ausgegangen, dass wir heute gleich miteinander schlafen werden. Ich dachte nur daran, dich in meine Arme zu nehmen, dich an mich zu drücken, vielleicht später Hand in Hand spazieren zu gehen und an ein paar kleine, zärtliche Küsse. An mehr, gleich zu Beginn, habe ich auch nicht gedacht. Es kam dir vielleicht nicht so vor, weil ich so verrückt nach dir bin, du mich verzauberst, ich mich mit dir sehr wohl fühle und so glücklich bin. Aber wenn ich vor dir stehe, bin ich auch nur der Noa, der von dir geliebt werden möchte. Süße, ich kann warten und du sollst dir niemals Gedanken wegen Sex machen. Es kommt, wie es kommt, wenn wir beide so weit sind – und mies im Bett gibt es für mich nicht. Ich bin der Mann, ich muss mich um dich kümmern, dich verwöhnen und dich zu deinem Höhepunkt tragen. Ich bin da nicht so wichtig, ich weiß, wie ich komme."

„Oh Noa, dann habe ich das Ganze nun in den Sand gesetzt, weil ich falsch gedacht habe? Es tut mir so leid, ich bin so blöd."

„Du bist nicht blöd, du bist meine Herausforderung. Geht's dir jetzt besser?"

„Ja."

„Weißt du, das ist jetzt das erste Mal, dass wir miteinander reden. Du hast eine wunderschöne Stimme, aber ich hätte sie lieber Lachen als Weinen gehört."

„Ja, es ist alles anders gekommen, als ich es ursprünglich geplant habe. Nichts hat sich so entwickelt, wie ich es mir dachte."

„Ach Schatz, das ist im Leben meistens so. Aber das, was danach kommt, ist meistens der Knüller."

„Ach Noa, dich muss man einfach lieben."

„Schatz, sag das nochmal. Bitte. Ich dachte, ich habe dich verloren, ohne dich je gehabt zu haben."

Sie sagte mit der himmlischen, süßen Stimme leise, aber bestimmend: „Noa, ich liebe dich!"

Ihre Stimmt brach wieder und ich hörte, wie sie leise anfing zu weinen.

Ich sagte: „Ich liebe dich auch. Du bist meine Hedda, meine wunderschöne Hedda."

Ich sagte es, meine Stimme wurde immer höher, meine Augen füllten sich mit Tränen und am anderen Ende hörte ich ein kleines Lächeln. Es tat so gut, es zu hören. Es war so wunderbar.

Sie sagte: „Schatz, es ist Sonntagfrüh, ich glaube, wir müssen ein wenig schlafen."

„Oh tatsächlich, es ist schon Morgen. Es war ein sehr trauriger Abend und eine sehr schwere Nacht, aber jetzt bin ich froh, dass du mich angerufen hast. Also sind wir immer noch zusammen und basteln an unserer zukünftigen Beziehung?"

„Ja, sind wir, wenn du es möchtest."

„Ach Süße, du kennst meine Antwort. Ja, ich will."

„Ok, dann schlaf gut, ich versuche das auch und bin komplett erledigt. Melden wir uns später."

Nach diesen Worten gab sie mir einen Kuss über das Telefon und legte auf. Na ja, ich habe sie nicht gesehen und es ist um einiges anders gelaufen, als ich es mir dachte, kurz habe ich gefühlsmäßig unfreiwillig eine kleine Reise in die Hölle und zurück genommen, aber jetzt weiß ich, woran es lag und ich weiß, wie sich Heddas Stimme anhört. Sie ist fabelhaft und so süß. Es ist wieder alles gut und alles möglich. Wir werden das schon meistern. Ich weiß, dass ich sie liebe, dass ich sie will und der ganze Rest kommt mit der Zeit.

20. Eine neue Ära

Seit dem ersten Anruf von Hedda waren wir nicht mehr zu stoppen. Wir telefonierten andauernd. Wenn wir es nicht konnten, dann schrieben wir. Es war so schön, ihre Stimme zu hören und die ganzen Hintergrundgeräusche bei ihr. Ich musste immer raten, was sie gerade tut. Wir schleppten uns überall mit hin. Es kostete manchmal Überwindung. Ich nahm sie bei einem Gespräch mit auf die Toilette, musste mich setzen, durfte nicht auf die Spülung drücken und nur wenig Geräusche von mir geben, wegen dem Echo im Badezimmer.

Sie meisterte das auf ihre Weise, sie sagte einfach, so süß, wie sie halt ist: „Schatz, ich muss jetzt auflegen."

„Nein, noch nicht, wieso denn?"

„Aber Noa, ich muss dringend Pipi, sonst platze ich!"

„Ach okay, verstehe ich, na dann, geh mal Pipi."

Wir lachten und ich nutzte die kleine Pipi-Pause auch für mich. Später, wenn sie mir etwas erzählt hat, nahm ich sie auch auf die Toilette mit, ohne groß darüber nachzudenken. Die Hintergrundgeräusche müssten ihr verraten haben, wo ich bin und sie fragte entsetzt:

„Hast du mich gerade auf die Toilette mitgenommen?!"

„Ja, ich … ich musste so dringend."

„Ach Männer!", sagte sie nur noch vorwurfsvoll.

„Schatz, wir müssen uns Pausen gestehen. Normal Essen, aufs Klo gehen und etwas vorbereiten, auch ohne miteinander zu telefonieren."

Sie hatte recht. Ich bereitete mir mein Essen vor, schnitt es in kleine Häppchen und aß zwischen den Wörtern, durfte nicht schmatzen und als ich einmal zu trinken vergaß, bin ich fast erstickt. Ich habe einen Hustenanfall vorgetäuscht, um aus der Leitung zu gehen. Meine Augen sind mir dabei fast rausgesprungen und ich schnappte nur noch nach Luft. Ich trank was, beruhigte mich, schnaufte wieder ordentlich durch, wusch mir meine Tränen weg, putzte meine Nase und rief sie wieder an. Wir erzählten uns alles, sprachen über so vieles, sie fragte mich oft nach meinen früheren Beziehungen. Ich entschied für mich, ihr das so wahrheitsgetreu wie möglich zu beantworten. Sie versprach mir, dass sie nicht über mich wertet und mich nicht beurteilt. Ich würde meine Gründe schon gehabt haben, dass das alles so verlaufen ist. Sie möchte sich rein informativ ihre eigene Meinung bilden und vor allem verstehen. Es war eindeutig nicht mein Lieblingsthema und ich war nicht stolz darauf, aber es gehörte zu meiner Vergangenheit und Hedda ist meine Gegenwart und meine Zukunft und komischerweise sah ich das durch ihre Augen komplett anders. Sie stellte mir manchmal Fragen, die mich verblüfften und die mich zum Nachdenken brachten. Ich musste mich wegen Heddas Fragerei so manches Mal auf unangenehme Weise meiner Vergangenheit stellen.

Sie fragte einmal: „Noa, könnte es sein, dass du dir nicht die Zeit genommen hast, um die Frauen richtig kennenzulernen und hast vorzeitig wegen Lappalien mit denen Schluss gemacht, ohne zu wissen, wie sie wirklich sind? Vielleicht waren ein paar wunderbare Frauen dabei. Schon mal darüber nachgedacht?"

Diese Worte trafen mich, brachten mich zum Grübeln und taten manchmal weh. War ich früher wirklich so ein Arsch? Irgendwie hatte sie recht. Es gab eine Zeit, da habe ich sie wie verschwitzte Hemden gewechselt. Sie redete mir ins Gewissen, machte mir aber keine Vorwürfe. Sie brachte mich zum Nachdenken. Sie ist wirklich eine sehr kluge Frau. Je mehr ich darüber nachdachte, desto mehr habe ich das Bedürfnis, ihr einfach zu sagen, wie ich mich manchmal dabei fühlte. Sicher habe ich mich ihnen gegenüber oft blöd oder scheiße benommen, aber ich wurde auch schon Mal aus den falschen Gründen von ein paar Mädels benutzt. Ich rief Hedda an, weil ich das alles nicht so stehen lassen wollte. Ich wollte mich auch zu Wort melden und meine Seite der Medaille schildern.

„Hedda, ich muss dir was erzählen. Du fragst mir schon seit Tagen Löcher in den Bauch wegen meinen früheren Beziehungen. Ich gebe offen und ehrlich zu, dass ich eingebildet war. Ich wusste, dass ich jederzeit eine Freundin haben kann. Wenn es Stress gab, habe ich Schluss gemacht, aber wahrscheinlich, weil ich noch nie so richtig verliebt war, wie bei dir. Du hast mich verändert, wie ich es mir immer vorgestellt habe. Eine Frau fürs Leben. Und du bist es für mich. Ich habe endlich ein Ziel vor Augen. Ich weiß, dass ich zu dir gehöre, ich konnte es mir früher nicht vorstellen, nur mit einer Frau glücklich zu werden und heute weiß ich nicht, wie ich nur einen Tag ohne dich sein kann. Ich schätze, so etwas nennt man wahre Liebe. Schatz, ich bin nicht stolz auf meine Vergangenheit, aber die gehört leider zu mir. Deswegen ist mir auch wichtig, dass du mein Inneres liebst. Viele wollten mich nur wegen meinem Aussehen, weil ich gut gebaut bin und ein schönes Auto fahre. Ich war der Ego-Aufpolierer. Das Vorzeigemännchen. Sie haben sich nicht wirklich für mein Inneres interessiert. Ich sollte nur hübsch sein und deren Outfit oder Auftreten aufrunden. Da fühlt man sich auch irgendwie benutzt. Jetzt bereue ich einiges und deswegen bewundere ich dich, weil du so bist, wie du bist. Du hast mich noch nie gesehen und hast dich für mich entschieden und das macht mich unsagbar glücklich und ich hoffe, dass ich dich auch glücklich mache."

„Ja, bin zufrieden, kann nicht klagen."

„Was?! Nur zufrieden, echt jetzt?", fragte ich verblüfft und ein wenig enttäuscht, aber ich hörte Hedda im Hintergrund lachen.

„Wollte nur wissen, wie du nach deiner Beichte auf meine Worte reagierst."

„Okay, ein bisschen gemein, aber okay. Weißt du Hedda, ich habe noch nie mit jemandem so darüber geredet und schon gar nicht mit einer Frau, aber bei dir ist alles anders. Süße, da war früher nie so viel Liebe oder Leidenschaft dabei. Es hat sich nicht so gut angefühlt, wie bei dir. Bei dir fühle ich mich sicher, geborgen, geliebt und kann mich einfach fallen lassen. Ein Gefühl, was ich schon immer gesucht habe."

„Das hast du schön gesagt. Ich kann es manchmal auch nicht fassen, wie gut ich mich mit dir verstehe und was für Gefühle du in mir entfachst. Es macht mir manchmal Angst. Andererseits ist es sehr schön, wir können uns alles erzählen, wir stehen auf die gleichen Sachen und wir lachen über das Gleiche. Es ist erschreckend schön."

„Ja, das ist es Schatz. Wäre es nicht langsam Zeit, dass wir uns treffen? Wir verstehen uns so gut und können nicht mehr ohne uns. Ich habe bald ein paar Tage frei und du auch, wie wär's?"

Ich lauschte ganz genau hin.

Sie atmete einmal tief durch und sagte: „Ja, ich habe auch schon daran gedacht. Wir haben beide am Donnerstag frei, weil Feiertag ist. Und das Wochenende danach haben wir auch beide frei."

„Genau Schatz, lass uns endlich treffen und richtig miteinander reden. Uns gehen die Gesprächsthemen eh nie aus und dann können wir auch was unternehmen."

„Ja, lass uns treffen."

Oh ja, sie sagte die Zauberworte. Ich wollte sie fast jeden Tag danach fragen, aber ich dachte, dass ich lieber auf den passenden Moment warten sollte. Ich wollte nicht, dass ich wieder etwas überstürze und sie dann kneift, wie beim letzten Mal. Wenn ich nur daran dachte, wir verloren ich mir da an der Kirche vorkam, könnte ich wieder heulen. Aber jetzt war ich voller Zuversicht. Wir telefonierten, schrieben und waren ständig in Kontakt. Alles machte Freude. Wir verstanden uns super gut.

Sie sagte: „Lass uns am Donnerstag treffen. Aber dieses Mal fahre ich zu dir, okay?"

„Oh ja, oh Hedda, ich freue mich so wahnsinnig auf dich. Also gut, wo treffen wir uns?"

„Lass mich nachdenken, ich fahre zu mir und meiner Familie, also irgendwo dazwischen. Ich überlege mir was und schreibe es dir. So Schatz, ich muss mich jetzt fertig machen und zur Arbeit fahren und du auch. Haben die gleiche Schicht. Melden wir uns in der Pause, wenn's geht. Schönen Tag und eine stressfreie Schicht. Bis später. Hab dich lieb."

Bevor sie auflegte, küsste sie noch das Telefon, damit ich es höre und ich antwortete: „Ja danke, ich dich auch, du hast recht, die Zeit mit dir verfliegt immer so schnell, Bis später."

Also gut, in zwei Tagen treffen wir uns, das ist schon mal supergut und sie kommt her. Perfekt! Ach, wäre doch schon heute Donnerstag.

21. Treffen mit Hedda 2.0

Ich nahm mir fest vor, mich dieses Mal nicht so verrückt zu machen. Ich hatte ja alles noch von dem letzten Mal. Mein super Outfit, Heddas Geschenk, meine Haare sahen noch gut aus und wir verstanden uns super. Also wird jetzt alles gut. Und Hedda fährt her. Wir sind beide spontan und ähneln uns, wir werden bestimmt eine schöne Zeit haben. Ich war gespannt, wo wir uns treffen sollten, aber das war nebensächlich. Hauptsache, ich kann sie endlich umarmen.

In der Arbeit verlief alles ruhig und gut. Ich verlor mich immer in Gedanken an unser erstes Treffen. Unsere Begrüßung und die Zeit danach und an weitere Begegnungen. Und sehr oft waren wir da nackt. Ja, na und? Ich bin ein ganz normaler Mann. Dann musste ich immer an die süßen, prickelnden Geschichten denken, die ich von Hedda bekam. Oh, auf diesen Teil unserer Beziehung freue ich mich ganz besonders. Sie endlich zu verwöhnen. Ich sollte damit wieder aufhören, aber immer, wenn ich mich besonders auf sie freute, freute sich der kleine Noa auch ganz besonders. Ich hoffe, ich werde bei unserem ersten Mal nicht der Erste sein. Ich begehre sie so sehr und ich will sie mit allem, was dazu gehört. Ich dachte die ganze Zeit an sie und wollte hören, wie es ihr geht. Ich schrieb ihr.

Hallo meine Süße, wie geht's dir und
wie ist die Arbeit? Muss die ganze Zeit
an dich denken und freue mich auf dich :*

Ich sendete es ab und prompt kam die Antwort.

Hi, ich denke auch an dich. Ich dachte,
dass wir uns Donnerstagnachmittag auf

dem großen Parkplatz auf der Burg tref-
fen. So um 17 oder 18 Uhr. Würde das
bei dir passen und bist du mit dem
Treffpunkt einverstanden?

Also auf der Burg, gute Idee. Habe auch schon daran gedacht. Man kann da unbeschwert spazieren gehen, sich unterhalten, kurz hinsetzen, den Ausblick genießen und es
gibt auch zwei Restaurants in der Nähe. Ein guter Platz für
ein erstes Treffen und wir beide haben etwa die gleiche
Strecke zu fahren. Passt perfekt. Ich antwortete.

Ja klar, das passt. Habe auch schon daran
gedacht und um 17 Uhr wäre es perfekt.

Okay, freut mich. Schatz, wie ist deine
Arbeit, hast du Stress?

Nein, habe gerade einen guten Auftrag, der läuft
noch ein paar Stunden so. Bin zufrieden, kein
Stress. Kann ich von meiner perfekten, wunder-
schönen Hedda träumen :* Und du?

Ach Noa, ich bin weder perfekt noch
wunderschön. Du machst mir immer
Kopfstress, wenn du so etwas sagst. Die
Arbeit geht, es ist zwar stressig, aber
zum Aushalten.

Wieso mache ich dir Kopfstress? Das bist du für
mich. Ich bin sehr glücklich und zufrieden mit dir.
Für mich bist du perfekt.

Ach Schatz, okay, ich muss wieder weiter, bis später.

Ja, bis später.

Wie soll ich das verstehen – sie macht sich einen Kopf? Es ist doch ein tolles, wahrheitsgetreues Kompliment gewesen. Hm, Frauen. Die zu verstehen ist manchmal alles andere als einfach. Meine Schicht ging zu Ende, ich fuhr nach Hause, machte mir noch was Leichtes zu essen und wartete auf meine Hedda, bis sie sich meldet. Eine halbe Stunde später rief sie mich an. Ich habe ihr angehört, dass sie müde ist.

Sie sagte: „Die erste Arbeitshälfte war okay, aber dann ist die Hölle ausgebrochen. Mein Rücken, meine Füße und mein Kopf tun mir weh. Schatz, bitte sei mir nicht böse, aber ich esse was Kleines, lasse mir ein Bad ein und gehe schlafen. Schreibe dir dann gute Nacht, o. k.? Bin komplett K.O."

„Ja okay, kann ich verstehen, wollte noch ein wenig mit dir quatschen, aber ist in Ordnung."

Sie legte auf, ich sank in meine Couch und träumte vor mich hin. Irgendwie hat sie immer noch nicht kapiert, dass ich ein ganz normaler Mann bin. Sie kann mir doch nicht einfach sagen, dass sie jetzt schön baden geht und dann ins Bett und von mir erwarten, dass ich das einfach so hinnehme. Also wirklich, sie ist jetzt oder bald nackt, ganz nackt, liegt in einem Schaumbad und seift sich ein, oh Gott! Ich schrieb ihr.

Schatz, zur Entspannung gibt es eine Geschichte.
Ich lasse das Wasser in die Badewanne ein, mit
viel Schaum, richte das Abendmahl auf dem Bal-
kon her, schmücke den Tisch, im Hintergrund

läuft Entspannungsmusik, du kommst erschöpft von der Arbeit und brauchst dich um nichts zu kümmern. Du legst die Kleider ab, ich küsse dich zärtlich, trage dich auf Händen ins Bad, lege dich ganz sanft in die Badewanne, seife dich ganz zärtlich ein und du genießt meine Berührungen. Du ziehst dir dann etwas an und folgst mir zum Tisch, wir genießen die Zweisamkeit, dabei verzehren wir mein Abendmahl mit Obstsalat und schauen währenddessen in den Sonnenuntergang. Du legst dich dann aufs Bett. Ich verbinde dir die Augen, du vertraust mir, genießt dann meine ganz zärtlichen Massagen und fühlst dich ganz wie im Paradies. Du bist heute die Prinzessin.

Ich schickte es weg, ich wollte so sehr, dass wir jetzt schon so weit in unserer Beziehung wären. Ach, ich sehne mich so sehr nach ihr. Ich liebe sie. Mein Handy piepte.

> *Ach Schatz, du kleiner Romantiker. Du bist so mega süß. Eine Massage wäre jetzt wunderbar. Denkst du, dass es mal für uns zwei Wirklichkeit wird?*

Ja sicher, wieso auch nicht? Ein Schritt nach dem anderen und dann ist es soweit. Ich will meine Prinzessin verwöhnen, dir war Gutes tun und Schatz, wenn du mir sagst, dass du baden gehst, kann ich nicht anders und muss gleich an sowas denken.

> *Ich weiß Noa, du kennst mich. Da bin ich auch gleich dabei ;*Schatz, ich bin*

> *fertig und gehe nun schlafen, sagen wir*
> *bitte gute Nacht?*

Okay meine müde Hedda, gute Nacht, schlaf gut.
Bin auch schon ganz schön müde und gehe schla-
fen.

Ich machte den Fernseher aus, ging ins Bett, legte mich hin und tauchte mit meinen Gedanken in Heddas Badewanne. Oh ja! Ich schlief frech grinsend ein. Am nächsten Morgen wachte ich auf, wollte gleich Hedda anrufen, aber ich dachte mir, dass sie vielleicht ausschlafen will. Wir haben beide Spätschicht, also stand ich auf, machte mir mein Frühstück, aß es gemütlich und schrieb.

Guten Morgen mein Sonnenschein, dachte, dass
du ausschlafen willst, deswegen habe ich nicht an-
gerufen. Ich habe schon gefrühstückt, ziehe mir
jetzt meine Sportsachen an und gehe trainieren.
Wollte nur Bescheid geben und hoffe, wir hören
uns später. GMK ;*

Ich zog mich an, nahm meine Sporttasche und fuhr zum Training. Nachdem ich fertig war, schaute ich auf mein Handy. Meine Hedda hat sich gemeldet.

> *Guten Morgen, danke für das Aus-*
> *schlafen lassen. Hatte ich schon richtig*
> *nötig. Schatz, ich muss jetzt zum Fri-*
> *seur, ich weiß nicht, wie lange es dauert*
> *und ob wir noch telefonieren können,*
> *aber wir können schreiben. Bis dann*
> *mein Romantiker.*

*Ah okay, schade, hätte dich gerne noch gehört,
aber macht nichts. Ich fahre jetzt heim, gehe duschen und dann einkaufen, wenn wir uns an diesem Wochenende sehen wollen, komme ich höchstwahrscheinlich nicht dazu. Ich brauche schon paar
Sachen und unbedingt Waschmittel, sonst stinke
ich irgendwann ;)*

Ich schickte es weg, ging duschen, fuhr dann einkaufen,
brachte mir gleich was zum Essen mit, aß und fuhr zur Arbeit. Schade, dass wir uns nicht gesprochen haben, aber
morgen können wir alles nachholen. Ich freue mich schon
so darauf. Dieses Mal war der Stress bei mir in der Arbeit
ausgebrochen. Lisa, meine rechte Hand, hatte frei. Ein Ar-
beitskollege, der auch mit mir auf der Linie arbeitet, hat sich
krankgemeldet, der Auftrag, der gerade lief, verlangte mir
einiges ab. Ich war ständig auf den Beinen und kam kaum
hinterher. Stress pur.

Und obwohl die Situation zum Ausrasten war, hatte ich
alles irgendwie unter Kontrolle und grinste vor mich hin.
Nur noch ein paar Stunden und dann spaziere ich mit
Hedda auf der Burg. Diese Gedanken, dass ich sie habe und
dass sie mich so unsagbar glücklich machte, ließen mich alles unbeschadet überstehen. Ich sage ja, die Frau ist der
Wahnsinn. Hedda meldete sich ein paar Mal. Sie schrieb,
dass ihre Haare schön geworden sind und sie zufrieden sei,
dass sie auch noch was einkaufen müsse wegen dem Feiertag morgen und dass sie morgen, bevor sie runter fährt, ein
bisschen putzen und ihre Wäsche waschen muss und sie
sehr aufgeregt ist wegen unserem Treffen morgen.

Ich schrieb in meiner Pause zurück:

*Schatz, ich muss auch zugeben, ich war noch nie
so aufgeregt wegen einer Frau, du bist was ganz*

Besonderes. Meine Traumfrau fürs Leben. Ich liebe dich so wahnsinnig, ich will nur dich, das weiß ich mein Schatz. Aber ich denke, wenn wir uns sehen, dann löst sich die Aufregung. Wie können uns dann nur noch über uns freuen. Ich muss wieder in meinen heutigen Arbeitswahnsinn zurück ☹

Es war ein sehr stressreicher Arbeitstag, ich bin heilfroh, dass es endlich vorbei ist, ich will nur noch nach Hause, meiner Hedda gute Nacht sagen, meinen Körper in die Liegeposition bringen und schlafen. Heute bin ich der Erschöpfte.

Ich kam nach Hause, rief sie an und sagte kurz: „Schatz, mein Tag triefte nur noch vor Stress und Chaos. Bitte sei mir nicht sauer, aber ich muss ins Bett."

„Ist gut, ich war gestern auch komplett erledigt, heute bist du es. Also sagen wir heute gleich gute Nacht, du hörst dich sehr müde an."

„Ja, das bin ich, gute Nacht, bis morgen früh"

Ich war so K.O., dass ich mich nicht mal mehr auf Morgen freuen konnte. Am Morgen machte ich die Augen auf und war überglücklich, dass heute Donnerstag ist. Unser Donnerstag! Unser Treff-Donnerstag! Also jetzt aufstehen, bei Hedda melden, dann kann ich meine Wäsche waschen, meine Wohnung auf Vordermann bringen und mich dann langsam für unser Treffen hübsch machen.

Genau so machte ich es, ich rief Hedda an, wir redeten kurz, lachten, weil wir am Vormittag das Gleiche vorhatten, nur in zwei unterschiedlichen Wohnungen. Wäsche waschen und putzen, sich danach hübsch machen. Wegen unseren Gemeinsamkeiten staunte ich immer noch hin und wieder. Alles lief bei mir perfekt und nach Plan.

Die Wohnung glänzte, die Wäsche war wieder frisch und jetzt ging ich ins Bad, rasieren, duschen, meine Haare stylen, mich anziehen und zu unserem ausgemachten Treffen fahren. Ich war schon kurz nach 16 Uhr fertig, packte ihr Geschenk ein und dachte, dass ich noch einen Strauß oder eine schöne Blume besorgen könnte. Also fuhr ich los, ging in den Blumenladen und kaufte ihr eine langstielige Kelchrose. Ich war sehr zufrieden mit meiner Auswahl, setzte mich ins Auto und fuhr auf die Burg. Ich war vorzeitig da, aber das ist gut.

So, ich wollte sehen, wie sie kommt und ob sie genauso aufgeregt ist wie ich. Es waren nur zwei Autos da und beides Familienkutschen. Also werden wir fast alleine sein, ehrlich gesagt, ist mir das recht, ich bin so aufgeregt. Mit jeder weiteren Minute, die vergeht, pocht mein Herz immer mehr. Ich glaube, wenn ich sie gleich sehe, werde ich vor Freude weinen müssen. Mir schießen jetzt schon die Tränen in die Augen. Ach diese Frau. So, jetzt ist es 17 Uhr. Jetzt muss sie kommen. Soll ich vielleicht aus dem Auto aussteigen und draußen auf sie warten? Ja, ich denke, dass das besser wäre. Okay, ich versuche ihr, entgegenzukommen. Ich stieg aus, rückte meine Klamotten zurecht und ging ein paar Schritte. Es vergingen ein paar Minuten und kein Auto fuhr rein. Ich ging zu einer Bank, setzte mich hin und starrte auf die Zufahrtsstraße. Aber keine Hedda. Jetzt bekam ich langsam Angst, ich hoffe, dass sie sich wirklich nur verspätet. Nicht auszudenken, wie es mir gehen würde, wenn sie wieder nicht käme. Ich konnte nicht mehr ruhig sitzen. Ich war so nervös, wo bleibt sie? Es ist schon halb sechs! Ich ging zurück ins Auto, setzte mich hin, wartete noch 5 Minuten und dann rief ich Hedda an. Es hat lange gedauert, bis sie abnahm, aber sie ging ran.

Ich fragte mit sanfter Stimme: „Schatz, wo bleibst du? Hast du dich doch für 18 Uhr entschieden? Ich warte schon seit kurz vor 5 ganz ungeduldig. Wo bist du?"

Sie antwortete irgendwie kalt: „Ich bin zu Hause."

Ich fragte verblüfft: „Wie, zu Hause? Warum? Ist was passiert? Na ja, wenn du dich jetzt ins Auto setzt, bist du in 15 Minuten da. Ich werde warten, dann ist die Vorfreude noch größer."

Ich wollte mit meiner künstlich gespielten guten Stimmung meine Angst überspielen. Es war was in ihrer Stimme, was mich ahnen ließ, dass es heute nichts wird.

Sie sagte: „Ich bin noch in München und nicht nach Hause gefahren. Noa, ich kann dich nicht treffen. Vielleicht morgen."

Mir wurde schlecht, ich wurde wütend, richtig wütend. Ich erhob meine Stimme und fragte laut:

„Hedda! Wieso? Wieso?! Was soll das? Was ist los mit dir?! Bitte erkläre es mir? Das wirst du wohl können!"

Ich war aufgebracht, sauer und mega enttäuscht! Sie kann mich doch nicht schon wieder versetzen, was soll diese Scheiße?!

Ich schrie ins Handy: „Rede mit mir, du weißt, dass ich dich liebe! Du kannst mich doch nicht einfach so stehen lassen! Weißt du, wie ich mich fühle?!"

Ich wartete auf eine Antwort, aber ich hörte Hedda nur leise weinen. Ich wollte, dass sie mit mir redet, dass sie mir eine Antwort gibt, aber außer schluchzen kam nichts. Ich war so aufgebracht und fühlte mich einfach nur verarscht. Ich hielt es nicht mehr aus und wurde noch lauter:

„Hedda, ich dachte, wir haben eine Beziehung?! Aber die wirkliche Beziehung hatte ich mit dem Handy! Ich habe es satt, verarscht zu werden, das bist du mir nicht wert! Leb wohl!"

Ich schmiss sie aus der Leitung, warf mein Handy auf den Beifahrersitz und fuhr wie ein Geisteskranker nach Hause. Ich war jetzt nicht mehr traurig, sondern nur noch wütend! Die Gedanken überschlugen sich in meinem Kopf. Ich knallte die Tür zu und stampfte in meine Wohnung, schmiss ihr Geschenk und mein Handy aufs Bett und wusste, ich muss hier raus! Erst aus diesen scheiß Klamotten und hier einfach weg, bevor mir die Decke auf den Kopf fällt! Ich zog mir irgendwelche Joggingsachen an und ging raus. Ich wollte laut schreien!

22. Unter dem Baum

Ich stand auf der Straße und wusste nicht, wie mir geschieht. Ich habe alles für diese Frau gemacht, einfach alles! Ich konnte mir nicht vorstellen, dass das jetzt alles vorbei ist. Die ganzen Gemeinsamkeiten, Träume, Wünsche, Zukunftspläne, alles! ALLES WEG! Wieso will sie mich nicht?! Sie sagt, sie liebt mich, aber kommt trotzdem nicht! Ich musste laufen. Einfach nur weg! Als ob ich vor mir selber weglaufen wollte, aber einfach laufen war mir nicht genug, jetzt rannte ich. Meine Gedanken pochten wie mein Herz, immer schneller, und überschlugen sich. Ich war so enttäuscht, so entsetzlich enttäuscht. Ich war in der Nähe von meinem Fitnessstudio angekommen. Ich dachte, dass diese Wut und dieser Schmerz raus müssen. Ich ging rein, zog die Boxhandschuhe an und boxte, boxte bis zur Erschöpfung. Ich konnte gar nicht mehr. Ich wollte diesen Schmerz durch einen anderen Schmerz ersetzen, ich wollte einfach, dass es aufhört, einfach nur aufhört. Ich ging wieder raus, ich musste die etwa 5 Kilometer wieder zurücklaufen, ich spürte, wie mich langsam die Kräfte verließen und anstelle meiner herausgeprügelten Wut trat die Traurigkeit. Meine Hände brannten vor Schmerz, meine Füße wollten mich nicht mehr tragen, jetzt musste ich langsamer werden. Ich hatte mein Handy wütend aufs Bett geworfen und somit jetzt nicht dabei gehabt. Ich konnte niemanden anrufen, damit der oder die mich abholt, also musste ich langsam zurückgehen. Meine Gedanken kreisten nur um eine Frage: WIESO?

Ich kam mitten in der Nacht nach Hause, kroch aufs Bett und wollte nur schlafen, aber es ging nicht. Mein Handy vibrierte, piepte und klingelte, ich schaute nach. 20 Anrufe in Abwesenheit, 2 Sprachnachrichten und 5 SMS, alle von Hedda. Sie versuchte mich seit Stunden zu erreichen. Ich las die SMS zuerst.

Die Erste:
Noa, BITTE VERZEIH MIR. Ich habe
kalte Füße bekommen. Ich weiß auch nicht wieso,
bitte verzeih mir!!!

Die Zweite:
Noa, ich versuche dich zu erreichen, aber es geht
nicht. Du bist mir sicher böse. Du hast jedes Recht
dazu, ich verstehe es.

Die Dritte:
Bitte, können wir reden. BITTE.

Die Vierte:
Noa, gib mir die Chance, es zu erklären. Ich konnte
vorhin nicht reden, ich habe geweint.

Die Fünfte:
Noa, bitte schmeiß uns nicht weg!

Oh Gott, darum habe ich sie gebeten, als sie damals Schluss machen wollte. Ich hörte mir die Sprachnachrichten an. Ihre Stimme war ganz zittrig, ängstlich und verweint.

Erste Sprachnachricht:
„Noa, ich weiß, ich habe Mist gebaut, aber bitte gib mir noch eine einzige Chance, ich bin nach unserem Telefonat gleich nach Hause gefahren, habe versucht, dich zu erreichen. Ich gehe jetzt zu einer Bank und warte da auf dich. Es ist die Hauptstraße, bevor du in meine Siedlung reinfährst, einfach weiter nach oben fahren. Da kommt auf der

rechten Seite ein Hügel, da steht ein Baum, unter dem ist eine Bank. Auf der Bank werde ich sitzen und auf dich warten. Du wirst mich schon von Weitem sehen, dass du dir sicher sein kannst, dass ich da auf dich warte, bitte komm."

Zweite Sprachnachricht:

„Noa, ich warte so lange, bis du kommst. Es ist mir egal, wie lange es sein sollte. Ich gehe da nicht weg."

Es ist fast 2 Uhr nachts. Die Nachrichten hat sie vor über dreieinhalb Stunden abgeschickt. Ich bezweifle stark, dass sie da noch sitzt. Ich wollte schlafen, aber es ging nicht. Was ist, wenn sie da wirklich auch mich wartet? Ich sollte uns wirklich nicht so einfach wegschmeißen. Ich nahm meine Schlüssel, ging zum Auto und fuhr los. Meine Gedanken und Gefühle bekämpfen sich gegenseitig, während ich zu ihr fuhr. Mein Herz sagte: „Gib sie nicht auf! Gib ihr noch eine Chance!" und mein Kopf widersprach: „Noa, vergiss es!"

Was erwartete mich jetzt? Was kommt auf mich zu? Höchstwahrscheinlich eine leere Bank. Na ja, ich bin fast da. Mal schauen, was sich ergibt. Ich fuhr die Straße rauf und sah von Weitem auf der Bank unter dem Baum eine Frauengestalt. Ich wusste, dass das um diese Uhrzeit nur Hedda sein konnte. Ich parkte mein Auto, stieg aus und ging langsam in ihre Richtung. Ich sah sie vor mir. Aber in mir war keine Vorfreude, keine Erregung, ich lief einfach nur auf Stand-by. Ich sah sie kurz an, setzte mich am Ende der Bank hin, verschränkte meine Arme und Beine und wollte mir nur anhören, was sie zu sagen hat. Ich war mir aber nicht sicher, wie ich mich entscheiden werde. Oder habe ich mich vielleicht schon entschieden? Gegen sie entschieden?

Sie versuchte, mit mir zu reden, brach aber immer wieder ab. Meine kalte, abweisende Art musste sie verschreckt haben. Sie versuchte es trotzdem immer erneut. Dann setzte sie sich hin, mit dem Rücken zu mir, nahm meine rechte Hand in ihre Hand, zog sie über ihre Schulter, küsste ganz zart meine Handinnenfläche, legte sich meine Hand an ihr Ohr und machte so komische Zeichen, so, als ob sie telefonieren wollte und fing an, in meine Hand zu reden.

Erst holte sie tief Luft und dann sagte sie: „Noa, bitte hör mir zu und unterbrich mich nicht. Sonst traue ich mich nie wieder, es dir zu sagen. Bitte."

Ihre Stimme zitterte. Ich fühlte, wie heiße Tränen über ihr kaltes Gesicht liefen. Ich erstarrte und hörte zu.

„Ich fürchte mich vor dem Glück mit dir. Weil alles um mich herum so falsch ist. Ich sehe falsche Beziehungen, Tränen ohne richtigen Grund, alles, was anfangs richtig und toll erscheint, am Ende eine Täuschung ist. Meine bisherigen Beziehungen verliefen auch so. Ich wurde geblendet und enttäuscht. Ich gab vieles dafür auf und am Ende gab es nur Schmerz. Und ab dem Moment an, als wir anfingen zu schreiben, wusste ich, dass ich mich in dich verlieben würde. Ich glaubte es anfangs kaum, es war so grotesk, aber mit jedem weiteren Wort von dir war es immer mehr um mich geschehen. Ich fragte dich nach deinen vorherigen Beziehungen und dachte, du perfektionierst mich, obwohl ich alles andere als perfekt bin. Ich hatte Angst, dass, wenn du mich richtig kennenlernst, du sehen wirst, wie unvollkommen ich bin, und ich bin dir jetzt schon verfallen. Ich habe noch nie in meinem Leben gewagt, so zu lieben. Was, wenn du mich dann doch nicht mehr willst. Von jemand anderen abgewiesen zu werden, hätte ich überstanden, aber nicht von dir. Noa, ich liebe dich mehr als mich."

Sie vertraute mir ihre Ängste an, sie hätte es nicht ertragen können, nicht meine Hedda zu sein. Sie wusste, ab dem

Moment, in dem sie mich sieht, riecht und fühlt, will sie meine Hedda sein. Mit jeder weiteren Träne und jedem weiteren Wort taute sie mein Herz wieder auf. Ich wusste, ich liebe sie. Ich liebe sie, seit ich von ihrer Existenz erfahren habe. Und jetzt in diesem Moment mehr denn je. Ich nahm meine zweite Hand, drehte mich richtig zu ihr, umarmte sie und flüsterte ihr in ihr linkes Ohr: „Hedda, ich liebe dich! Ich liebe dich schon so lange!"

Sie drückte sich an mich und legte ihren Kopf auf meine Schulter. Ich spürte, wie ihr Herz schlug und wie sie den Tränen freien Lauf lief. Ich konnte es nicht mehr halten und weinte mit. Ich dachte für eine kurze Zeit, dass wir nie zusammenkommen würden und dass das alles nur eine kurze Episode in einer perfekten Fantasiewelt war. Sie drehte sich mit dem Gesicht zu mir, nahm mein Gesicht in ihre Hände und küsste mich ganz zärtlich. Sie wusch mir dabei die Tränen weg. Ich küsste ihre weg. Es wurde langsam hell.

„Ich dachte immer, unser erstes Treffen findet bei Sonnenuntergang statt und mit viel Lachen, dabei sitzen wir beide weinend auf einer kalten Bank und die Sonne geht auf und nicht unter."

Hedda lachte mich an und sagte: „Na ja, es ist nie so, wie man es plant. Aber das, was danach kommt, ist meistens der Knüller."

Sie zitierte meine eigenen Worte, aber sie hatte recht und ich war so froh, jetzt hier bei ihr zu sein.

Sie sprach weiter: „Noa, ich bin halb durchgefroren, ich muss nach Hause und mich am besten in eine Daunendecke einnähen."

„Komm, ich fahre dich nach Hause."

Wir standen auf, ich ging voran, sie kam zu mir und nahm meine Hand in ihre und wir gingen die paar Schritte zum Auto Hand in Hand. Es war wunderschön. Wir fuhren zu ihr nach Hause.

Ich wollte mich schon verabschieden, als sie mich fragte: „Kommst du mit?"

Ich schaute sie an, nickte, stieg aus und ging mit ihr mit über den Hof in das Haus, in ihre Wohnung. Sie nahm meine Hand und führte mich in ihr Schlafzimmer. Ich war so ergriffen. Ich war schon mal hier, damals verliebte ich mich richtig in sie. Ich wollte gerne mal hierher kommen, weil sie mich hier haben will und jetzt ist es soweit. Ich bin in Heddas Zimmer, weil sie mich hierher einlud.

Wir gingen zu Bett, es war ein anderes Bett, aber das war egal, denn Hedda war bei mir. Wir legten uns hin, sie deckte uns zu, kuschelte sich an mich, schloss die Augen und ich fühlte, wie ihr warmer Atem an meinem Hals immer regelmäßiger wurde. Ich streichelte ihre Haare, genoss ihre Nähe und schlief ein.

Ich wachte auf, schaute mich um und wollte mich vergewissern, dass das alles kein Traum war. Dass ich jetzt wirklich mit Hedda in ihrer Wohnung und ihrem Bett bin. Sie schlief noch neben mir, ihr Kopf ganz flach auf dem Bett, ihre Kissen auf dem Boden. Mein Kissen hatte die Wanderschaft auch schon aufgenommen. Ich drehte mich zu ihr und schaute sie an. Sie ist so schön und jetzt ganz besonders. Ihre Haare zerzaust, ihr Make-Up vom Weinen zerlaufen, ihre Nase vor Kälte aufgetaut und schön rot und sie sabbert ein bisschen. Aber sie ist meine Hedda. Meine wunderschöne Hedda.

23. Erster Morgen mit Hedda

Sie wachte langsam auf und obwohl ihre Augen noch geschlossen waren, tastete sie sich am Bett durch und suchte nach mir. Erst als sie mich fand, machte sie ihre Augen auf, schaute mich an und fing an, süß zu lächeln. Sie kuschelte sich wieder an mich, sagte: „Guten Morgen Noa" und gab mir einen Kuss auf die Wange. Ich lächelte und begrüßte sie auch mit einem fröhlichen „Guten Morgen", sie fragte: „Hast du einigermaßen gut geschlafen? Hast du Hunger, möchtest du was frühstücken?"

Ich bejahte alle drei Fragen, denn ich konnte ein bisschen schlafen, hatte Hunger und wollte frühstücken.

Sie flüsterte: „Gut, lass uns aufstehen, ich gehe nur noch schnell ins Bad und mache dann Frühstück. Und du bleibst noch ein wenig liegen, okay?"

„Okay, wenn ich davor noch kurz auf die Toilette darf?"

„Ja klar."

Wir standen auf, ich ging auf die Toilette und sie verschwand in der Küche. Ich blickte im Badezimmer in den Spiegel und dachte – oh Noa, du hast auch schon mal hübscher ausgesehen, aber kein Wunder, es war gestern wirklich ein harter Tag und eine lange Nacht. Jetzt, trotz allem, folgte ein schöner Morgen.

Ich kam aus dem Bad, ging ich die Küche und fragte: „Hedda, hättest du vielleicht eine Zahnbürste für mich?"

„Ja, die lege ich dir dann aufs Waschbecken."

„Okay, danke."

Sie ging – mich anlächelnd – an mir vorbei und strich mir sanft über meinen Bauch. Wir tasteten uns langsam und ungezwungen vor. Ich ging zurück in Heddas Schlafzimmer, streckte mich auf dem Bett aus, wollte mir anschauen, was sich hier alles so verändert hat, seitdem sie in München ist, als ich Hedda schreien hörte: „Oh mein Gott Noa, du hast mich so gesehen!? Ich sehe schrecklich aus! Wieso sagst du nix?! Das ist entsetzlich, alles zerlaufen und zerzaust, wie ein Penner und der alte Jogginganzug rundet dieses Elend ab!"

Ich hörte sie jammern, lachte und dachte – Wieso? So schlimm sieht es doch gar nicht aus. Mir gefällt's.

Ich schaute mir ihr Zimmer im Tageslicht an, der Boden war wieder vollständig geräumt. Keine Schuhe, keine leeren Wasserflaschen, keine Bücher und Sportkleinzeug, an dem man sich verletzen könnte! Alles weg und der Schrank ist auch schmaler geworden. Eine Kommode ist weg, die mit den Tüchern, den Gürteln und dem Schmuck und viele Bücher mit diesen komischen Kärtchen sind weg. Aber dieser Fotoparavent ist noch da. Mein nächstes Ziel: Gemeinsame Fotos mit ihr machen und auch mal Platz auf diesem Paravent einnehmen. Aber davor muss ich mich stylen, ich war schon mal, vor nicht allzu langer Zeit, wesentlich hübscher. Hedda ist im Bad fertig geworden, sie öffnete die Tür und ein himmlischer Duft von ihrer Seife und Shampoo strömte mir entgegen. Mhhh! Sie riecht so gut. Da fiel mir ein, ich muss nach dem Frühstück hier abhauen und mir auch den Sorgen- und Wutschweiß unter der Dusche abwaschen. Sie kam ins Zimmer, war völlig ungeschminkt und ihre Haare hingen nass und gekämmt herunter. Sie hatte nur einen Bademantel an, sie sah so wunderschön aus, ich konnte meinen Blick nicht mehr von ihr wenden und dieser Duft, dieser leckere Hedda-Duft. Da könnte man verrückt werden.

Sie schaute mich ein wenig verblüfft an und sagte: „Schatz, du kannst jetzt ins Bad, ich habe dir eine Zahnbürste und ein frisches Tuch rausgelegt."

Sie schaute mich an und wartete, bis ich endlich aufstehe und aus dem Zimmer gehe, damit sie sich was anziehen kann. Ich war aber so fasziniert von ihrem Anblick und der Tatsache, dass wir gerade heute an diesem Morgen richtig beginnen. Mir wurde jetzt in diesem Moment klar: Sie ist meine Hedda. Sie seufzte kurz und sagte: „Na gut, dann nehme ich mir halt ein paar frische Sachen und ziehe mich im Wohnzimmer an."

Jetzt verstand ich den Wink. Ich lachte, stand auf und ging ins Bad, putzte mir die Zähne, wusch mir das Gesicht, kämmte meine Haare, zupfte meine zerzausten Klamotten zurecht und ging in die Küche. Es roch jetzt nach frisch gebrühtem Kaffee und Rührei. Der Tisch war gedeckt, ein paar Vollkornbrötchen waren im Backofen, die Eier waren fast fertig und der Kaffeeduft lud zum Frühstücken ein. Ein wunderbarer Anblick. Hedda holte die Brötchen aus dem Ofen, legte sie in ein Körbchen und stellte sie auf den Tisch. Dann die Eier und ein paar Sachen aus dem Kühlschrank und redete dabei, dass sie hoffentlich einiges zum Essen da hat. Seit sie jetzt in München ist, kauft sie hier nichts mehr ein. Sie hatte ihre Schwester gebeten, ein paar Sachen für sie zu besorgen. Ich hörte mir das an, aber dachte nur an ihre Lippen und wie sehr ich sie mit einem Kuss zum Schweigen bringen wollte. Ich dachte – Leg die Sachen ab, Süße.

Sie stellte alles auf den Tisch, ich packte ihre Hand, zog sie zu mir, setzte sie auf meinen Schoß, schaute ihr in die Augen und küsste sie, bevor sie etwas sagen konnte. Sie schaute mich erst mit groß aufgerissenen Augen an, aber dann gab sie sich dem Kuss völlig hin. Sie schloss ihre Augen, öffnete ihren Mund, ihre Hände streichelten und umarmten mich und sie ließ meine Zunge herein. Es war der perfekte erste Kuss. Unsere Herzen pochten um die Wette. Uha! Der kleine Noa will auch mitmachen. Und wie er mitmachen möchte! Sie muss jetzt runter von meinem Schoß. Ach Mist, und ich habe eine Jogginghose an. Das wird sicher ein interessantes Frühstück.

Ich sagte: „Schatz, lass uns essen, ich habe einen Bärenhunger." Sie erwiderte: „Oh ja, ich auch.", und ging – Gott sei Dank – von mir runter.

Wenn wir was unternehmen wollen, muss ich anfangs schauen, dass wir dabei nicht ganz alleine sind. Wenn sie so duftet, mich so süß ansieht und lächelt, dann will ich so sehr ihr Tiger sein, aber es ist alles noch so frisch und nach dem gestrigen Abend und der schweren, aber aufschlussreichen Nacht, will ich erst alles langsam angehen lassen.

Wir aßen, redeten, lachten und sie fragte mich, ob ich für heute schon Pläne hätte.

Ich antwortete: „Ne, ich habe mir die Zeit für dich genommen."

Sie schaute mich an und sagte traurig: „Ich wünschte, ich könnte meine Zeit nur mit dir verbringen, aber das wird nicht gehen. Seit ich in München bin und so wenig Zeit habe, muss ich jetzt auch ein wenig Zeit mit meiner Familie verbringen. Ich vermisse die auch schon ganz doll. Meine Mama, meine Geschwister, meine Oma. Bitte nicht böse sein. Ich kann den Mittag mit meiner Mama und meinen Geschwistern verbringen und mit dir den Abend und morgen nehme ich mir mittags Zeit für meine Oma und die restliche Zeit gehört dir, wenn du es möchtest."

„Ach Hedda, ich bin dir nicht böse, ich finde es schön, dass du dich mit deiner Familie gut verstehst und ich verstehe es vollkommen, dass du sie alle sehen möchtest. Ich bin schon froh, dass ich jetzt bei dir bin, mit dir an einem Tisch sitze und frühstücke. Es ist kein Problem für mich. Ich fahre dann nach Hause, gehe duschen und schlafe vielleicht ein bisschen, denn das war für mich eine sehr kurze Nacht. Und am Abend treffen wir uns. Möchtest du etwas Bestimmtes unternehmen?"

Sie schüttelte ihren Kopf und ließ mich wissen: „Es ist egal was, Hauptsache, wir sehen uns noch heute. Schauen wir, was das Wetter heute Abend macht. Wenn es schön ist, können wir spazieren gehen oder uns auf eine Caféterrasse setzen und uns unterhalten. Wenn es aber regnen sollte, können wir ins Kino oder es uns hier bei mir gemütlich machen."

Ich gab ihr recht. Wir aßen auf, ich half ihr, den Tisch abzuräumen, wir redeten und lachten viel dabei. Ich wollte sie immer in meinen Arm nehmen, sie küssen, ihre wunderschönen langen Haare streicheln, aber irgendwas in mir bremste mich, als ob ich ein Auto mit einer gezogenen Handbremse fuhr. Ich beobachtete ganz genau, wie sich mir gegenüber verhält, was von ihr in meine Richtung kam. Sie war sehr herzlich, freundlich, kam mir mit kleinen Gesten und Berührungen entgegen. Es war schön, trotzdem war so ein beunruhigendes Gefühl in mir. Es war das erste Mal, dass ich mich so fühlte. Wir verabschiedeten uns, sie begleitete mich zur Tür, umarmte mich und gab mir ein Küsschen. Wir sagten, dass wir uns schreiben und etwas am Abend gemeinsam machen würden. Ich ging zu meinem Auto, setzte mich rein, fühlte mich eigentlich ganz gut und irgendwie glücklich. Ich löste die Handbremse und fuhr nach Hause, dachte aber daran, was in mir drin sei, was mich meine innere Handbremse nicht lösen lässt. Das gestrige Abweisen von Hedda und diese Gefühle, die mich dann durchdrehen ließen. Diese kurze Zeit, wo ich begann, mich wütend von ihr zu verabschieden und mit ihr meine ganzen Träume, Gedanken und Sehnsüchte langsam aufgab. Dieser Schmerz steckte noch tief in mir drinnen. Ich habe mich so schnell, blind und bedingungslos in diese Frau verliebt. Ich wurde zum anderen verweichlichten Noa. Jetzt gehe ich ein bisschen auf Abstand und lasse sie auf mich zukommen. Eine richtige Beziehung besteht aus zweien, die geben und nehmen, fifty-fifty. Es wird mir sicher manchmal schwerfallen, aber womöglich ist die innere

Handbremse in mir gar nicht so schlecht. Ich denke, dass ich dieses Thema nochmal mit ihr aufgreifen muss. Ich grause mich jetzt schon davor, aber sonst kann ich die Zeit nicht mit ihr genießen und eine richtige, feste Beziehung mit ihr aufbauen. Ich habe Fragen, und die müssen beantwortet werden.

Ich kam nach Hause und fiel ins Bett, in meinem Kopf brodelte es und ich schlief ein.

24. Der erste gemeinsame Abend

Ich wachte auf, es war schon Nachmittag, ich machte mir was zum Essen, aß, ging duschen, rasierte mich, stylte meine Haare, weil ich heute hübsch für sie aussehen möchte, suchte mir aber etwas anderes als geplant aus zum Anziehen: Jeans, T-Shirt, Sneakers, passt! Ich schaute auf mein Handy, Hedda hat mir zweimal geschrieben.

Noa, es war sehr schön, dass du bei mir warst. Ich weiß, ich habe gestern riesigen Mist gebaut. Du bist ein unkomplizierter und wunderbarer Mann und verdammt hübsch und ich bin eine doofe, ängstliche Ziege. ES TUT MIR LEID!!! Ich hoffe, ich kann es mal wieder gutmachen. Ich fahre jetzt zu meiner Familie, ich freue mich schon richtig auf sie, aber auf dich und unser Treffen heute freue ich mich mehr. Ich denk an dich.

Hi Noa, du hast dich nicht gemeldet, also nehme ich an, dass du schläfst. Ich habe das Wetter für heute Abend gecheckt, es wird schön. Wollen wir vielleicht spazieren gehen oder hast du einen anderen Wunsch? Bin bei allem dabei, Hauptsache mit dir:*

Mist, und da soll ich ihr böse sein und mit angezogener Handbremse fahren? Noch ein paar mehr solcher Worte von ihr und ich habe nicht einmal mehr eine Handbremse. Ich schrieb zurück.

> *Ja, du hast recht, ich habe ein paar Stunden geschlafen. Hedda, das war gestern ein Schock für mich, aber jetzt*

sollten wir nach vorne schauen. Wenn
das Wetter heute schön ist, lass uns bei
dir treffen und dann fahren wir gemein-
sam irgendwo hin.

Ja, dann treffen wir uns um 18 Uhr
bei mir und entscheiden spontan.

O. K., dann bin ich um 18 bei dir.
Bis dann.

Ich wollte noch „Ich denk an dich" und „ich vermisse dich"
schreiben, aber es ging noch nicht. Ich machte mich fertig,
schmiss meinen Jogginganzug von gestern in die Waschmaschine, drückte auf das Knöpfchen und fuhr zu Hedda. Wie
wird unser heutiges Treffen verlaufen? Ich freute mich auf
sie, war aber irgendwie reserviert. Ach Noa, mach dir nicht
so viele Gedanken. Lass es einfach auf dich zukommen.

Ich kam an, parkte mein Auto und ging zum Haus. Ich
wollte klingeln, aber bevor ich die Klingel betätigte, rief
Hedda: „Es ist offen, komm einfach rein!"
   Ich ging also hinein und dieser bezaubernde Hedda-
Duft begrüßte mich wieder zuerst. Hedda kam gleich hin-
terher, sie sah umwerfend aus! Hatte eine schöne, lange
Stoffhose an, eine leicht durchsichtige, aber zugeknöpfte
Bluse mit Taschen an den richtigen Stellen, einen schlich-
ten, eleganten und alles restlos bedeckenden BH, passenden Schmuck und ihr Haar trug sie offen. Sie war sehr
schön geschminkt, einfach natürlich mit einem leichten
WOW-Effekt. Nicht maskenhaft, sehr elegant. In solch
eine Frau muss man sich verlieben. Man hat absolut keine
Wahl. Nicht einmal den Hauch einer Chance gibt es, es
nicht zu tun. Ach Noa, du Depp, beherrsche dich wieder.

Sie kam auf mich zu, drückte sich an meine Brust, schaute mich an und ich schmolz innerlich dahin. Oh Mann! Sie gab mir ein Küsschen. Ihr Mund war so weich und duftete nach Erdbeeren. Mein Kopf sagte „He Alter, schnell hier weg!", der kleine Noa dagegen war fürs Dableiben und gemütlich machen, sehr gemütlich. Hedda entschied, dass wir in den Park fahren und dort spazieren gehen, reden und uns dann vielleicht ins Café setzen. Ich nickte und ging schon mal vor. Ich musste ja, ich hatte da noch ein Wörtchen mit dem kleinen Noa zu wechseln.

Ich stand im Hof, Hedda kam raus und fragte: „Fahren wir mit deinem Auto?" Ich bejahte es. Wir fuhren los. Es war schön, sie neben mir zu haben. Wir redeten ganz ungezwungen, lachten miteinander, kamen sehr schnell am Parkplatz an. Sie sagte, dass wir in Richtung Sonnenallee gehen sollen. Da blüht zurzeit eine wunderbar duftende Lilienart, also gingen wir hin. Ich ließ meine Hände unten, überlegte, ob ich ihre Hand in meine nehmen soll. Da kam sie auf mich zu und fragte mich süß: „Darf ich?", während sie meine Hand in ihre nahm. Ich nickte und staunte. Ganz langsam kamen wieder unsere Gemeinsamkeiten. Es kam früher oft vor, dass wir das Gleiche dachten, schrieben und sagten und drüber lachten.

Wir kamen zu dem Platz mit den Lilien, sie waren wirklich wunderschön und rochen herrlich, ein ganz bisschen nach Hedda. Wir suchten uns eine freie Bank, setzten uns, sie ganz nah neben mir.

Sie schaute mich an, holte tief Luft und sagte bisschen aufgeregt und verlegen: „Noa, ich muss dir was sagen. Ich habe dich gestern fürchterlich verletzt. Ich wünschte, ich könnte es ungeschehen machen, aber das geht nicht. Ich habe danach versucht, dir es, so gut wie ich es in diesem Moment konnte, zu erklären, aber ich habe das Gefühl, ich habe damit viel kaputt gemacht. Ich kann mir nicht vorstellen, dass dich das nicht beschäftigt. Es ist so ein fader, bitterer Nachgeschmack. Ich traue mich ja gar nicht mehr zu dir Schatz zu sagen, obwohl ich es möchte und du es für mich bist."

Ich schaute sie wortlos an und fühlte, wie schwer es ihr fiel, mit mir zu reden, aber genau das Gleiche wollte ich eh mit ihr besprechen. Sie hatte recht, ich wollte auch nicht, dass das zwischen uns steht. Ich hörte ihr aufmerksam zu.

Sie redete weiter: „Noa, ich habe dich sehr oft nach deinen früheren Beziehungen gefragt und dachte mir, dass ich bis jetzt zwei Beziehungen hatte, in denen mich beide betrogen und gegen eine andere ausgetauscht haben. Ich weiß, dass ich manchmal stur bin und eine Zicke sein kann, trotzdem habe ich ein Herz und wünschte mir eine richtige Beziehung. Ich lernte dich kennen und war baff. Ich habe mich in dich verliebt, bevor ich wusste, wie du aussiehst. In dein Wesen, deinen Charakter. Ich gebe zu, ich habe gehört, dass du hübsch bist, aber das ist relativ und die Geschmäcker sind verschieden. Es musste nicht automatisch heißen, dass du optisch auch mir gefällst, aber die Gefühle wurden so stark, dass es nebensächlich geworden ist. Irgendwann habe ich im Rausch der Gefühle mitbekommen, dass du mich zu sehr perfektionierst. Ich fühlte mich zu Unrecht auf ein Podest gestellt, auf das ich nicht gehöre. Ich habe Tausend und einen Fehler. Es machte mir Angst, ich habe versucht, es dir zu sagen, aber ich bekam das Gefühl, dass du das gar nicht wahrnimmst und je näher unser Treffen rückte, desto größer wurde die Angst, dir doch nicht zu gefallen als die Vorfreude, dich zu sehen. Ich wusste, ab dem Moment, wo ich dich sehe, will ich deine sein und was wäre, wenn du mich nicht willst? Weißt du, ich habe noch einen langen, dreijährigen Lernweg vor mir. Ich habe mich dafür entschieden und schon einiges dafür getan. Ich machte mir zunehmend Gedanken: Ich in München, du hier, beide Schichtler, ich muss nebenbei noch sehr viel lernen, fast meine komplette Freizeit geht drauf. Was also, wenn es dir nicht passt? Wenn es einfach zeitlich zu wenig für dich ist? Du sagtest mal, ich sei deine Traumfrau fürs Leben. Du wünschst dir mal deine eigene Familie und Kinder. Das wünsche ich mir auch irgendwann, aber nicht jetzt. Die nächsten fünf Jahre garantiert nicht. Alle diese Gedanken stürzten auf mich herab und ließen mich das Treffen im letzten Moment absagen. Es war falsch, ich habe dir wehgetan und es tut mir leid. Ich möchte mich von ganzem Herzen bei dir entschuldigen. Bitte verzeih mir. Nichtsdestotrotz müssen wir diese ganzen Sachen besprechen."

Sie redete und schaute mich dabei genau an, sie ließ ihren Blick nicht von mir, sie nahm meine Hand und hielt sie fest. Mir wurde in diesem Moment klar, dass ich nicht ganz unschuldig bin an der ganzen Sache. Ich habe sie wirklich perfektioniert und sie zu meiner absoluten Traumfrau erklärt und damit zu meiner Zukunft. Ich fühlte mich das allererste Mal in meinem Leben mit einer Frau so wohl, so geborgen und so überglücklich, dass ich die wahren Zeichen ihrerseits nicht wahrnahm. In diesem Moment begriff ich es. Ich fing an, zu verstehen und zu verzeihen.

Ich sah sie an, nahm ihre Hände in meine und sagte: „Hedda Schatz, du hast recht, ich habe mich so schnell und so intensiv in dich verliebt, dass ich alles um mich herum vergaß. Ich hörte wirklich nicht richtig zu. Ich habe mich früher noch nie mit einer Frau auf Anhieb so gut verstanden und mich so wundervoll gefühlt. Ich habe wohl maßlos übertrieben."

Ich wollte weiterreden, da fiel mir Hedda ins Wort: „Oh ja, das hast du. Ich dachte mir manchmal ,Nimmt er was?'

oder ‚Oh Mann, lass dir Eier wachsen!' Es waren zwar seltene Momente, aber sie waren da. Der Rest war rührend und wunderbar."

Ich staunte nicht schlecht über ihre Offenheit. Na ja, aber sie hatte recht. Ich schaute sie verblüfft an, wir lachten und sie küsste mich. Dieses Mal schmeckte es nach mehr. Genug geredet, ich will sie in meine Arme nehmen, sie küssen und meine Zunge in ihren Mund versenken. Es ist so herrlich, sie zu küssen, es schmeckt so lecker, sie duftet und hat so weiche Lippen. Sie kann es wirklich sehr gut. Wir saßen da schon eine Weile, mussten uns jetzt wieder bewegen und runterkommen. Wir standen auf, ich nahm jetzt ihre Hand und wir gingen langsam zurück.

Sie sagte: „Wollen wir sündigen und gönnen uns eine leckere Pizza und Vino?"

„Bin dabei!"

Wir gingen zum Auto und fuhren zum Italiener. Sie bestellte eine Thunfisch-, ich eine Schinken-Champignon-Pizza. Wir aßen, redeten, lachten und erzählten uns Kleinigkeiten, die wir mögen. Sie sagte, dass sie schon seit ihrer Kindheit Gärten möge. Ihr erstes Lieblingsbuch, was sie mit 8 Jahren praktisch verschlungen hat, war „Der verzauberte Garten", ab da liebte sie das Lesen, Bücher und Gärten. Ich konnte mich bis jetzt mäßig für das alles begeistern, aber es machte Spaß, zu sehen, wie sie es tat. Es wurde schon dunkel und kälter. Die Pizzeria leerte sich langsam, also muss unser Abend auch langsam zu Ende gehen. Wir gingen raus und ich fuhr Hedda nach Hause.

Ich war mir nicht schlüssig, was jetzt kommt. Hedda sagte, dass es ein wunderschöner Abend sei, aber sie müsse ins Bett, denn im Gegensatz zu mir habe sie kein Mittagsschläfchen gehalten. Und morgen früh müsse sie ein paar Sachen aus ihrer Wohnung einpacken, die sie mit nach München mitnehmen will und am Mittag muss sie zu ihrer

Oma. Sie fragte mich, ob ich vom Nachmittag bis zum Abend Zeit hätte, da sie da wieder zurückfahren müsse. Ich sagte „Ja klar!", woraufhin sie lächelte, sich zu mir beugte und mich förmlich einlud, sie zu küssen, was ich dann selbstverständlich tat. Sie verabschiedete sich, gab mir noch ein kleines braves Küsschen, stieg aus und verschwand im Haus. Ich grinste zufrieden vor mich hin, schmeckte sie noch an meinen Lippen und fuhr nach Hause, hängte meine Wäsche auf, ging ins Bett und dachte an Hedda, unser Treffen und dass jetzt ein bisschen Licht in die gestrige Geschichte gekommen ist. Langsam kam das vertraute Gefühl wieder und meine Handbremse löste sich ein wenig. Ich schrieb Hedda.

Gute Nacht mein Schatz, schlaf gut
und danke für den schönen Abend.

Sie schrieb fast das Gleiche zurück und wir schliefen ein.

25. Unsere ersten vorsichtigen Pläne

Am Sonntag habe ich ordentlich ausgeschlafen, ich fange heute mit der Nachtschicht an und am Nachmittag treffe ich mich mit Hedda, also komme ich bis morgen früh nicht mehr zum Schlafen. Egal, ich fühle mich toll. Ich machte mir eine Mischung aus einem späten Frühstück und einem frühen Mittag. Es gab Eier, Wurst, Fleisch und Brot. Ich aß und las meine Nachrichten. Ein süßes „Guten Morgen mein Schatz" war schon drauf, dann ein paar Fotos von gepackten Sachen und noch eine Nachricht mit „Schlaf dich richtig aus mein Herz, ich fahre jetzt zu meiner Omi, bis später."

Es gefiel mir, dass sie so ein Familienmensch ist. Langsam keimte in mir eine Idee, ich möchte sie mal mit einem perfekten Date überraschen. Schön romantisch. Ich werde heute versuchen, unsere Gespräche gekonnt darauf zu bringen. Mal schauen, was sie romantisch findet. Ich duschte, zog mich schön an und überlegte mir, ob ich ihr heute vielleicht das Geschenk geben soll. Aber irgendwie erschien es mir noch nicht passend. Also heute noch nicht. Hedda meldete sich:

Ich fahre in fünf Minuten nach Hause,
treffen wir uns bei mir?

> *Okay, dann fahre ich auch gleich los.*

Ich kam bei Hedda an, aber ihr Auto war noch nicht da. Ich wartete kurz, sie kam, parkte hinter mir, stieg aus, kam zu mir in meine Arme und küsste mich zur Begrüßung, sagte dann: „Kannst du mir bitte helfen?" Ich nickte und tapste ihr hinterher. Sie gab mir einen Haufen Tupperboxen, kleine, große und alle waren gefüllt.

Ich fragte neugierig: „Was hast du denn da drinnen?"

Sie schaute mich belustigt an und antwortete: „Essen."

„Essen?"

„Ja, Essen. Meine Oma denkt, dass ich in München verhungere und versucht, mich zu mästen. Es sind lauter leckere Sachen, luftdicht verschlossen. Ich kann sie nach und nach aufbrauchen und ehrlich gesagt, muss ich die nächste Woche viel lernen. Wenn ich nicht zum Kochen kommen sollte, ist es viel besser als Junkfood. Box auf, ab in die Mikrowelle und fertig."

„Ja, da hast du recht. Schatz, was wollen wir heute noch machen?

„Wann musst du denn los?"

„Ja, so gegen 20 Uhr muss ich von hier abhauen, nach Hause fahren, mich umziehen, mir Essen für die Nachtschicht machen und dann zur Arbeit fahren. Worauf hättest du Lust?"

„Ganz ehrlich, nach dem Wochenende werde ich sicherlich ein paar Kilo mehr drauf haben. Ich hätte jetzt Lust auf eine Runde Fahrrad fahren, aber es wird wohl nicht gehen."

„Wieso?"

„Mein Rad ist in München und du hast jetzt sicher auch keins dabei."

„Nö, habe ich nicht, aber wir können an die Burg fahren, an den See gehen, ein Tretboot ausleihen und damit eine Runde drehen."

Sie lachte, sprang mir an den Hals und sagte nur: „Genial, einfach genial!"

Also fuhren wir an den Burgsee, liehen uns ein Tretboot und genossen den warmen Sonntagnachmittag in vollen Zügen. Wir redeten, lachten und schmiedeten vorsichtige Pläne. Sie fragte mich, ob ich sie in München besuchen wolle. Ich bejahte es. Klar will ich sie besuchen, was für eine

Frage! Sie erzählte mir, sie müsse jetzt drei Tage in die Frühschicht gehen. Dann hätte sie zwar von der Arbeit frei, muss dann aber zu ein paar Vorlesungen gehen und sehr viel lernen.

Sie sagte: „Du hast nach deinen Nachtschichten auch kurz frei, möchtest du mich vielleicht dann besuchen kommen?"

Ich lachte zufrieden und antwortete: „Ja, selbstverständlich!"

Wir traten ans Ufer, langsam mussten wir zurückfahren, ich war in diesem Moment sehr glücklich mit ihr. Ich fuhr sie nach Hause, sie erzählte mir unterwegs, wie sie sich das mit uns vorstellte, ich hörte ihr aufmerksam zu, denn so in etwa habe ich mir das auch vorgestellt.

Ich sagte: „Hedda, ich bin zuversichtlich, wir werden das schon meistern."

Sie nickte lächelnd. Bei ihr Zuhause angekommen, bat sie mich, ihr mit den gepackten Sachen zu helfen. Alles zum Auto zu tragen und da halbwegs vernünftig unterzubringen. Ich schleppte ihr alles runter und fing an, es zu stapeln.

Sie rief: „Schatz, danke, aber guck auf die Uhr, du musst jetzt los! Den Rest schaffe ich alleine."

Sie umarmte mich, küsste mich und ging wieder nach oben. Ich wollte schon fahren, aber ich wollte sie noch richtig küssen. Ich lief nach oben, klopfte kurz, wartete nicht, sondern ging rein, schaute, wo sie sein kann. Sie war im Schlafzimmer und suchte was in ihrem Schrank. Ich ging rein, sie schaute mich an und biss sich dabei auf die Unterlippe. Ich nahm sie in meine Arme, drückte sie an mich, ging mit einer Hand zu ihrem Gesicht, näherte mich mit meinem an und küsste sie richtig. Sie atmete so lustvoll, wir küssten uns in diesem Moment so leidenschaftlich, so heiß. Meine Hände wanderten an ihr entlang. Erst zu der Taille, dann zum Po. Ich drückte sie noch fester an mich, sie küsste mich so intensiv, so prickelnd und flüsterte: „Oh Noa."

Ich musste aufhören, obwohl ich jetzt so viel mehr wollte als sie nur zu küssen. Ich sagte: „Ich musste dich jetzt küssen. Wir sehen uns ein paar Tage nicht und ich werde dich vermissen."

Ich drehte mich weg und ging schnell zum Auto. Sie lief mir hinterher mit einer Tupperbox in der Hand und gab sie mir mit den Worten: „Lass es dir schmecken, egal, was da drinnen ist, es wird lecker sein und du holst deine verlorene Zeit auf. Wir schreiben später."

Sie gab mir ein Küsschen und winkte zum Abschied. Ich musste jetzt aber wirklich in die Hufe kommen. Ich fuhr wie ein Verrückter, parkte wie ein Idiot, lief rauf, zog mich im Nu um, lief wieder zum Auto und saß wieder hinterm Steuer auf dem Weg zur Arbeit.

Ich hatte ihren Duft an meiner Haut und ihren Geschmack auf meinen Lippen. Ach Hedda, ich vermisse dich jetzt schon. Ich dachte an unsere Gespräche. Ich will sie überraschen, aber womit? Sie mag Bücher und Gärten. Ich habe in München mit ihr nur einen Tag und da kenne ich mich nicht gut aus. Na ja, wenn ich morgen ausgeschlafen bin, dann google ich was.

Nach der Ankunft in der Arbeit meldete ich mich gleich bei ihr.

Schatz, es war zwar knapp, aber ich habe es noch rechtzeitig geschafft und danke für das Essen. Es sind Königsklöpse. PS: Es waren sehr schöne Momente mit dir. Fahr vorsichtig und melde dich kurz, wenn du angekommen bist.

Ich schickte es ihr, packte mein Handy weg und fing an zu arbeiten. Ich stellte meine Linie ein, fing mit einem neuen

Auftrag an und grübelte wie oder womit ich sie verzaubern könnte, aber es wollte mir partout nichts einfallen. In der ersten Pause kurz nach Mitternacht schaute ich nach, ob sich Hedda gemeldet hat, ja das hat sie, zweimal.

Ja, bin sicher angekommen, habe alles ausgeladen und in meine kleine Wohnung geschleppt. Jetzt muss ich das Chaos beseitigen und schlafen gehen, ich habe morgen Frühschicht. PS: Das finde ich auch, es war sehr schön mit dir und ich schmecke und rieche dich noch an mir ;) ;*

Schatz, ich habe alles ausgepackt und verstaut, jetzt sage ich gute Nacht für mich und eine gute, ruhige, stressfreie Schicht für dich.

> *Gute Nacht mein Herz,*
> *schlaf gut, bis morgen früh.*

Die Pause war vorbei, ich musste wieder zurück an meinen Arbeitsplatz. Dieses Wochenende ging vor knapp einer halben Stunde zu Ende, aber es war die ungewöhnlichste Zeit, die ich bis jetzt erlebt hatte. Ich war schon sehr gespannt, ob weitere folgen und was sie wohl bringen.

26. Die erste Woche im realen Leben

Ich ging am Montag kurz nach 6 Uhr aus meiner Arbeit raus und Hedda hat gerade vor kurzem ihre Schicht angefangen, verrückt. Sie schrieb mir.

Guten Morgen für mich und schlaf gut für dich.
Denke an dich und freue mich auf nächstes Mal.
Muss immer noch an deinen Abschiedskuss denken.

Oh ja, das muss ich auch.

Aber jetzt muss ich erst nach Hause und ab ins Bett, ich bin sehr, sehr müde. Die drei Tage vergingen ziemlich schnell. Ich kam nach Hause und schlief, während sie arbeitete. Danach telefonierten wir meistens. Dann ging ich zum Training, machte meine Einkäufe, richtete mir alles für die Arbeit her, sie ging ins Bett, ich in die Schicht. Wir schrieben uns, behielten unsere alten und vertrauten Muster, aber es war um einiges besser. Wir beide wussten, wir sehen uns bald wieder und die Vorfreude wuchs.

Am Mittwochabend sagte sie mir am Telefon: „Wenn du möchtest, könntest du morgen nach dem Ausschlafen zu mir nach München kommen und bis Freitagvormittag bleiben."

„Sehr gerne, hast du schon irgendwelche Pläne?"

„Nur ein bisschen, aber leider nichts Besonderes."

„Ach Hedda, wenn ich dich sehen darf und Zeit mit dir verbringen kann, dann ist es besonders genug für mich. Also gut, dann bis morgen, soll ich etwas mitnehmen?"

„Nein Schatz, nur dich, sonst habe ich alles da, bis morgen."

Ich freute mich auf morgen und vor allem auf Hedda, war aber bis jetzt enttäuscht von mir. Ich wollte sie mit etwas Schönem und Romantischem überraschen, aber es fiel mir nichts Gutes ein und Google war auch keine Hilfe. Schade. Egal. Erst mal zu Hedda fahren und bei ihr sein, denn das ist auch wunderschön.

Ich ging zu meiner letzten Nachtschicht, fühlte mich aber nicht besonders. Mein Kopf, mein Rücken und meine Beine taten mir weh. Vielleicht habe ich beim Training ein bisschen übertrieben und tagsüber kann ich nicht so gut schlafen. Ach egal, nur noch einmal und dann habe ich es wieder hinter mir und darf zu Hedda. Die Arbeit verlief für mich sehr mühsam, alles tat mir weh. Ich konnte es nicht mehr erwarten, dass die stressige Schicht endlich zu Ende geht und ich nach Hause ins Bett darf.

Daheim angekommen kroch ich sofort ins Bett, deckte mich zu und schlief erschöpft ein. Ich musste sehr tief geschlafen haben, da ich Heddas Anrufe und Nachrichten nicht gehört habe. Sie hat versucht, mich zweimal anzurufen und hat ein paar Mal geschrieben. Sie wollte wissen, was ich davon halte, dass wir vielleicht Schwimmen gehen und ob im Freibad oder im See, weil sie wissen wollte, was mir lieber ist und auch, ob ich mein Fahrrad mitnehmen könnte. Weil ich mich nicht gemeldet habe, schrieb sie nur, dass das mit dem Fahrrad für nur einen Tag keine gute Idee wäre, aber dass ich eine Badehose mitnehmen solle.

Also gut, Fahrrad nicht, Badehose ja. Der See war mir lieber. Ich beantwortete ihr alles, erklärte, dass ich sehr müde war und einfach tief und fest geschlafen habe und jetzt gerade aufgewacht bin.

Ich aß was, ging duschen, packte ein paar Dinge ein und konnte zu meiner Prinzessin fahren. Ich schlief zwar lange, fühlte mich aber dennoch wie gerädert. Ich stellte Heddas Adresse im Navi ein und fuhr zu ihr nach München. Ich freute mich so sehr, ihr hübsches Gesicht wieder lachen zu sehen, sie in meine Arme zu nehmen und sie wieder zu küssen. Oh, sie küsst so göttlich. Nur noch eine Stunde und ich bin bei ihr. Ich habe meine Badehose dabei, dieser Gedanke: Ich in Badehose, sie im Bikini, oh là là, da wird mir gleich heiß. Ich habe sie bis jetzt immer sehr genau mit meinen Blicken gemustert. Wie sie sich bewegt und wie ihre Rundungen sind. Bei unserem Kuscheln im Bett bin ich schon paar Mal, rein zufällig versteht sich, sanft über ihren Körper geglitten. Und als sie nach dem Duschen nur im Bademantel vor mir stand, dachte ich nur: WOW, das ist alles echt!

Und der erste richtige, leidenschaftliche Kuss …, der war prickelnd! Ich fühlte ihre erregten Brustwarzen auf meiner Brust durch mein T-Shirt, ihr BH und die Bluse und ihr Po: Ein Gedicht! Ich liebe einen schönen, runden, vollen Po. Schön durchtrainiert knackig, aber rund und prall und heute werde ich sie im Bikini sehen, dann mit ihr zusammen essen und bei ihr übernachten. Ich muss zugeben, dass der Gedanke sehr erregend ist. Ich sollte mich lieber auf die Straße konzentrieren und auf andere Gedanken kommen, sonst will der kleine Noa das Auto selbst zu Hedda lenken. Aber ich verstehe ihn, sie verzaubert mich bzw. uns immer so. Von den vielen Gedanken an Hedda ist mir ganz heiß geworden. Ich schwitze regelrecht, aber na ja, wir gehen dann zum Baden, also macht es nichts.

Ich kam bei Hedda an, suchte mir einen schattigen Parkplatz, sah mich ein bisschen um. Es ist zwar München, aber eher eine ruhige Gegend, schön. Ich ging in den Block hinein, zum Fahrstuhl, stieg ein, drückte auf 2 und fuhr hoch. Die Türen gingen auf und Hedda stand schon vor mir, lachte, freute sich auf mich, umarmte mich und gab mir ein paar Küsschen zur Begrüßung. Es war so schön, sie wieder in meinen Armen zu haben.

Ich sagte: „Hallo meine Prinzessin."

Sie lachte verlegen, nahm meine Hand und führte mich in ihr kleines Reich. Ich trat ein in einen sehr kleinen Gang mit einem Garderobenbereich. Auf der linken Seite war das Badezimmer mit einem Klo, einem Waschbecken, einer Badewanne mit einer Duschfunktion, einige sehr funktionelle, gut platzierte, schmale Regale und ein großer, gut beleuchteter Spiegel. Geradeaus kam man in den Wohnküchenbereich. Eine kleine Eckküchenzeile mit Herd, Spülbecken, Kühlschrank und Mikrowelle. Alles, was man so braucht. An dem Ende der Zeile stand ein kleiner Tisch mit zwei Stühlen. Dann eine große Kommode, die als Raumteiler und Fernsehablage diente, daneben eine kleine, gemütliche Eckcouch mit einem Teppich und kleinem Tisch. In der Mitte der anderen Seite war eine kleine Nische. Sie sagte, dass das eigentlich die Garderobe mit dem Schrank sein sollte, aber sie nutzte diesen Platz für ihren Schreibtisch und zwei Bücherregale. Dann gab es noch ein kleines Zimmer, das war ihr Schlafzimmer. Ein kleiner, zweitüriger Schrank stand drin, ihre Kommode und, bis an die Wand gestellt, ihr Bett, eine kleine Stehlampe und das Zimmer war voll. Sie hatte noch einen kleinen Balkon, den man sowohl vom Schlafzimmer als auch vom Wohnzimmer aus betreten konnte. Da standen ein Wäscheständer im Eck, ein kleiner Tisch mit zwei Stühlen und ein Minikräutergarten. Süß. Ich schaute mir alles an und obwohl es klein war, fühlte ich mich gleich wohl und heimisch.

Sie fragte: „Und? Gefällt es dir?"

Ich nickte lächelnd: „Ja, sehr! Klug eingerichtet."

„Ja, für ein oder zwei Personen, ab und zu, ist es sicher ausreichend."

Ich schaute sie nur an, zog sie an mich und musste sie küssen. Das hat sie schön gesagt. Es tat gut, von ihr zu hören, dass sie sich hier ab und zu uns beide vorstellen kann. Ich auch, am besten ab sofort.

Sie streichelte mein Gesicht nach dem Kuss und fragte: „Schatz, möchtest du hier bleiben? Ich dachte, wir nutzen das schöne Wetter aus. Jetzt am Nachmittag ist es nicht mehr so heiß, wir könnten am Lerchenauer See baden gehen. Es ist nicht weit von hier, da ist tiefes Wasser, sodass man gut schwimmen kann, eine große, schöne Liegewiese mit vielen alten Bäumen, die Schatten spenden und einem kleinen Sandbereich. Da könnten wir vielleicht Volleyball oder Badminton spielen. Ich habe für uns schon was eingepackt. Eine schöne Decke, zwei Handtücher, Sonnencreme, zwei Tupperdosen mit kleinen Häppchen zum Essen, Wasser zum Trinken und ein Federballset mit zwei Schlägern und einer Dose Federbälle."

Sie zeigte auf den fertig gepackten Korb neben der Couch auf dem Boden. Sie redete weiter.

„Und dann dachte ich, dass wir am Abend in ein Gasthaus gleich um die Ecke schön lecker Essen gehen könnten. Was hältst du davon?"

So, wie es schien, hat sie sich es gut ausgedacht und durchgeplant. Wieso nicht?

Ich antwortete: „Schatz, es klingt toll. Lass uns gehen, ich bräuchte eine Abkühlung, mir ist schon die ganze Zeit so heiß."

Ich nahm den Korb und sie sagte, dass wir mit ihrem Auto fahren würden, weil es kleiner sei und wir schneller einen Parkplatz finden können. Das sei auch der einzige Minuspunkt, dass dort zu wenig Parkplätze seien, aber sonst mitten in der Stadt eine Ruhe-Oase. Wir fuhren los, waren auch wirklich schnell da. Das hätte ich nicht gedacht und wir fanden sogar gleich einen Parkplatz. Es war tatsächlich ein idyllisches Plätzchen und obwohl es ein sehr heißer Tag war, waren nicht so viele Leute da, wie ich vermutet habe. Wir machten es uns im Halbschatten gemütlich, legten die Decke auf das Gras, sie stellte den Korb in den Schatten, zog ihre Schuhe aus, kniete sich hin und zog ihr Oberteil aus. Ich schaute sie an und vergaß zu atmen. Dann stellte sie sich hin, machte ihren Rock auf, ließ ihn über die Schenkel zu ihren Füßen gleiten, bückte sich, streckte ihren perfekten Hintern in meine Richtung aus, hob ihren Rock auf und legte ihn auf den Korb.

Sie sagte: „Schatz, zieh dich auch aus, dann können wir uns gegenseitig eincremen."

Was? Ich soll jetzt noch gerade von ihr sanft berührt werden und die Sonnencreme schön geschmeidig von ihr einmassiert bekommen?! Und dann darf ich sie berühren?! Ich soll ihr die Creme in ihren Rücken, Taille, Bauch, Schenkel und Po reinstreichen, echt jetzt?! Oh Gott! Am Ende werde ich von dem kleinen Noa noch verklagt wegen unmenschlichen Verhaltens. Als erstes holte ich tief Luft, drehte mich um, zog mein T-Shirt aus, glitt unbeholfen nach unten und klemmte den kleinen, aber sehr standhaften Noa mit dem Köpfchen nach oben in den Badehosengummi ein. Und jetzt bitte, bitte nicht eincremen, sondern nur ins kalte Wasser springen. Lass uns einfach ins Wasser springen und ein paar Kilometer schwimmen, bitte. Ich drehte mich um, sie schaute mich so verführerisch heiß an. Oh Gott, es ist nicht auszuhalten.

„Noa, du bist ein wunderschöner Mann, lass uns baden gehen."

Ich habe das mit dem gleich ins Wasser gehen doch nicht laut gesagt, oder? Mann, wenn es so weitergeht, dann werde ich nicht mal meinen Namen buchstabieren können, obwohl er nur aus drei Zeichen besteht. Buchstaben, nicht Zeichen, du Idiot!

Oh ja, das tat gut, ich schwitzte schon die ganze Zeit bei ihrem Anblick. Sie schwamm an mich ran, stellte sich ganz nah an mich und fasste meine Brust an. Dabei biss sie sich auf die Unterlippe, ich schaute sie nur voll erregt an. Ich glaube, dass sie diese Geste unbewusst macht, wenn sie erregt ist. Wir küssten uns wieder. Gott sei Dank war der kleine Noa eingeklemmt und im kalten Wasser. Aber lange hält der das nicht mehr durch. Irgendwann ist er so groß, prall und fällig, dass er ihr auf die Schulter klopft.

Wir merkten beide, dass wir immer heißer aufeinander wurden. Es fiel schwer, dazustehen, sich zu küssen und keinen weiteren Schritt nach vorne zu wagen. Also beschlossen wir, eine Runde zu schwimmen. Es half ein bisschen, bis Hedda aus dem Wasser ging, ihr Tuch holte und sich abtrocknete. Ich schaute mir an, wie sie ihre Brüste zusammendrückte, um das Wasser aus dem Bikini rauszubekommen, sich bückte, um ihre Schenkel und ihren Po zu trocknen und ihren Bauch trocken rubbelte.

Sie sah mich an und rief: „Noa, kommst du? Du kannst doch nicht die ganze Zeit in diesem Wasser sein! Du musst da mal raus, komm zu mir."

Ach, wieso denn? Es ist doch ganz gemütlich hier, ich bekomme zwar ein paar Schwimmhäute an den Füßen, aber der kleine Noa muss auch mal schwimmen lernen.

Ich musste wirklich raus, also platzierte ich ihn erneut so, dass er mir nicht im Weg steht und ging raus. Hedda schaute mich wieder so heiß an, nahm ein Tuch, warf es mir auf meine Schulter und rubbelte mich trocken. Oh, weiß die Frau denn nicht, dass ich ein ganz normaler Mann bin? Wenn sie mich weiter so anschaut, lächelt und mich abrubbelt, kann ich für nichts garantieren. Oh Mann! Ich will ihr jetzt den Bikini runterreißen, ihren göttlichen Busen zusammendrücken, an ihrem Po und Schenkel knabbern und mit dem standhaften Noa in sie eindringen und dann nie wieder weggehen.

Hedda holte mich aus diesem wirren, aber wunderbaren Gedanken mit der Frage: „Schatz, hast du Hunger, möchtest du vielleicht was kleines Essen oder wollen wir eine Runde Federball spielen?"

„Also Hunger habe ich noch nicht, lass uns Federball spielen."

Hunger auf Essen habe ich nicht, aber Hedda könnte ich auf der Stelle mit Haut und Haaren restlos vernaschen. Ja, jetzt ein wenig Federball spielen. Ein bisschen Bewegung, da komme ich sicher auf andere Gedanken. Es wird langsam Zeit. Wir gingen auf die Wiese, Hedda holte aus und fing an zu spielen. Nach ein paar Treffern bin ich zu der Erkenntnis gekommen, dass das eine blöde Idee war. Federball mit einer Traumfrau im Bikini zu spielen ist sexy, mega sexy! MAYDAY MAYDAY! Sie bückte sich immer, um den Ball zu holen. Da sieht man dann, wie schön und prall ihre Brüste sind. Sie streckte sich zum Aufschlag, dann wackelten sie und schienen meinen Namen zu rufen. Dann drehte sie sich wieder um, auf der Suche nach dem Ball und präsentierte mir ihren fabelhaften Po. Auf einmal fragte sie mich, ob es mir gut ginge, weil ich so blass bin.

Ich antwortete wortkarg: „Ja, es passt"

Kein Wunder, ich bin seit Stunden kaum durchblutet oben im Kopf. Es ist überhaupt ein Wunder, dass ich mich noch verständlich artikulieren kann.

Sie sagte: „Schatz, lass es uns kurz auf der Decke gemütlich machen und dann Essen gehen, ich habe schon langsam Hunger."

„Na gut, okay, machen wir es so."

Wir gingen zu unserer Decke, legten uns darauf, Hedda kuschelte sich an mich und flüsterte in mein Ohr: „Noa, du bist sehr sexy. Ich versuche mich so gut, wie ich nur kann, abzulenken, aber es funktioniert nicht."

Ich schaute sie frech grinsend an und erwiderte: „Wenn du nur wüsstest."

„Ein bisschen schon, ich habe ja Augen im Kopf."

Sie sagte es und begann mich zu küssen. Erst ganz sanft und zart und dann intensiv. Dabei streichelte sie mit ihrer Hand meinen Bauch, glitt ein bisschen tiefer und tauchte die Spitze ihres kleinen Fingers in den Gummizug meiner Badehose ein. Ganz knapp an meinen Lümmel vorbei. Ich genoss es, aber wollte platzen. Ich musste sie zügeln.

Ich nahm also ihre Hand in meine, schaute in ihre Augen und sagte: „Hedda, ich bin seit Stunden erregt. Er tut schon richtig weh, bitte Schatz, du kannst dir nicht vorstellen, was das für eine Qual für mich ist. Ich will dich, ich will dich so sehr spüren, bitte Schatz, hab Gnade mit mir."

Sie lachte, küsste mich ganz kurz und sagte: „Lass uns hier zusammenpacken, dann schön Essen gehen und wer weiß, was der heutige Abend noch alles mit sich bringt."

Ich schaute sie mit Liebe, Lust, Begierde und voller Hoffnung an. Oh ja, lass uns was anziehen, was Essen gehen und auf andere Gedanken kommen. Ich fühle mich schon ganz schwach, schwitzig und heiß von der Dauererregung. Wir packten alles zusammen, brachten es ins Auto und gingen einen kleinen Weg zu einem Gasthaus in der Nähe. Ich nahm ihre Hand, war überglücklich, dass der heutige Tag bis jetzt so wundervoll war und die Tatsache, dass es ihr genauso ging wie mir, stimmte mich sehr froh und die Vorfreude auf heute Abend wuchs. Wir setzten uns, bestellten und ein paar Leute setzten sich mit an unseren Tisch, aber das war egal. Hedda saß gegenüber von mir, wir lachten, redeten und warfen uns immer wieder heiße Blicke zu. Es war nicht auszuhalten, in meinem Kopf drehte sich alles und mir war so heiß. Wir waren fertig, ich bezahlte und wir wollten gehen, ich stand auf und mir wurde schwindelig.

Sie kam zu mir und fragte: „Noa, geht's dir gut? Du siehst blass aus und du schwitzt! Es ist doch jetzt nicht mehr so heiß, hast du was?"

„Ich weiß nicht, mir ist einfach sehr heiß und im Moment ziemlich schlecht."

„Schatz, kann es sein, dass du krank bist?"

„Na, ich hoffe nicht"

Ich sagte es zwar, sicher war ich mir aber nicht. Mir ging es auf einmal wirklich schlecht, wie bei der gestrigen Nachtschicht. Alles tat mir plötzlich weh.

Sie fühlte meine Hand, meine Stirn, meinen Rücken und sagte: „Schatz, ich denke, du hast Fieber. Noa, setz dich bitte hin, ich hole das Auto, wir fahren zu mir und messen deine Temperatur."

Ich befolgte ihre Anweisungen. Sie war rasch mit dem Auto da, ich setzte mich rein und fühlte, wie mir auf einmal kalt wurde. Ich fing an zu zittern, in meinem Kopf hämmerte es und alle Knochen taten mir schrecklich weh.

Ich stellte endgültig fest: „Hedda, ich bin krank, ich fühle mich schrecklich."

„Ja, das bist du, man sieht es dir auch an."

Wir kamen zu Hause an, sie nahm meine Hand in ihre und brachte mich in ihre Wohnung.

27. Hedda, mein Pflegeengel

Zuhause bei Hedda setzte ich mich auf ihr Bett, während sie das Fieberthermometer holte. 39.8 Grad, das war meine Temperatur und Hedda sagte: „Oh Noa, du hast wirklich hohes Fieber. Leg dich erst mal hin und ich mache dir eine Kanne Tee und organisiere ein paar Tabletten, bin gleich wieder da."

Ich legte mich hin und zog mir die Decke über den Kopf. Mir war so kalt, dass ich zitterte. Hedda war prompt zurück, hielt ein Glas in der einen Hand und Tabletten in der anderen. Sie gab mir beides und sagte: „Schluck runter, es ist ein Mittel gegen Fieber, Schmerzen und Entzündungen. Bitte trink das Glas aus, du brauchst jetzt viel Flüssigkeit. Es sind Vitamine mit Zink. Einen Tee habe ich dir auch aufgegossen, der muss aber noch richtig durchziehen. Magst du Honig und Zitronen oder eher nicht?"

„Wenn ich krank bin, mag ich beides."

Sie musterte mich: „Schatz, du zitterst, brauchst du noch eine Decke?"

Ich nickte zähneklappernd, sie brachte mir noch eine und deckte mich richtig zu. Sie streichelte meinen Kopf und redete: „Weißt du Noa, ich wünschte mir, dass du heute in mein Bett kommst und es heiß hergeht, ich glaube, ich habe mir da etwas Falsches gewünscht."

Sie lachte und küsste meine verschwitzte Stirn.

Ich schaute sie an, versuchte zu lächeln und stotterte: „Ich wollte auch, dass es heute heiß mit uns hergeht, aber nicht auf fast 40 Grad und die Schwindelzustände hätte ich auch sehr gerne in einem anderen Zusammenhang mit dir erleben wollen. Es tut mir leid."

„Ach Schatz, du kannst doch nichts dafür, dass du krank geworden bist. Und Noa, bei uns läuft so einiges anders als normalerweise. Du weißt doch: Das, was danach kommt, wird der Knüller. Jetzt mach dir keine Gedanken und versuche zu schlafen. Schlafen ist jetzt die beste Medizin."

Ich nickte, lächelte sie an, schloss meine Augen und zitterte mich in den Schlaf. Ich wachte mitten in der Nacht auf, war komplett durchgeschwitzt und hatte einen Riesendurst. Ich musste auch auf die Toilette. Hedda lag neben mir und schlief. Also echt, die erste richtige Nacht mit ihr habe ich mir anders vorgestellt. Aber sie hatte recht, ich konnte nichts dafür. Ich ging auf die Toilette und als ich zurückkam, stand sie vor mir mit einem großen Glas, gefüllt mit Tee mit Honig und Zitrone. Der war schon kalt, aber das war egal, ich hatte so einen Durst. Sie fragte mich, ob ich noch ein anderes T-Shirt hätte, weil meins komplett durchgeschwitzt sei und es wäre nicht gesund, so ins Bett zu gehen.

Ich antwortete: „Ja, in meiner Tasche."

Sie holte es und half mir, mich umzuziehen. Sie drehte das Kissen und die Decke um, nahm eine Decke weg und sagte: „Schatz, wir müssen nochmal deine Temperatur messen und versuche bitte, noch ein Glas zu trinken."

Sie maß nach, 39.2 Grad.

Sie stellte fest: „Okay, sie fällt, das ist schon mal gut. In drei Stunden darfst du wieder Tabletten bekommen. Versuch zu schlafen, ich stelle mir einen Wecker und gebe sie dir dann."

Ich schloss meine Augen, aber konnte nicht schlafen, ich wälzte mich hin und her.

Sie fragte: „Kannst du nicht schlafen?"

„Ne, nicht wirklich, mir ist jetzt so heiß und alles tut mir wieder so weh."

„Na, dann müssen wir dich auf andere Gedanken bringen."

Ich schaute sie fragend an, aber sie redete weiter.

„Was möchtest du haben? Eine Liebesgeschichte, eine Gruselgeschichte, Action oder Fantasie? Wonach wäre dir jetzt?"

„Lass uns durchzappen. Irgendwas lässt sich schon finden."

„Durchzappen geht nicht. Du musst dich schon für eine Geschichte entscheiden."

Also nicht Fernsehen schauen, sondern eine DVD.

„Na gut, dann nehme ich eine Liebesgeschichte."

Sie lachte mich an, sagte: „Kommt sofort.", ging kurz aus dem Zimmer und ich dachte, dass sie jetzt den Fernseher hierher schleppt und einen Film laufen lässt, aber da habe ich weit gefehlt. Sie kam mit einem Buch. Ich schaute sie an, staunte und überlegte, was jetzt kommen könnte. Sie machte die Stehlampe an, warf ein Tuch darüber, damit das Licht nicht so grell aufs Bett schien, lehnte ein Kissen gegen das Kopfstück des Bettes, setzte sich hin, machte leise im Hintergrund Musik an, klappte das Buch auf und fing an, mir vorzulesen. Ich war verwirrt und baff, aber bevor ich mich äußern konnte, stellte ich fest, dass sich die Geschichte, die sie mir sehr melodisch und betont vorlas, sehr gut anhörte und die leise Musik im Hintergrund schien das alles klangvoll zu unterstreichen. Sie las weiter und streichelte mein Kopf. Ich schloss meine Augen, genoss ihre Berührung, ihre Stimme, die Geschichte, die sie mir vorlas, die entspannende und sehr einladende Musik und fühlte mich nur noch geliebt, geborgen und in meine frühe Kindheit versetzt. Das letzte Mal hat mir meine Mutter etwas vorgelesen, da war ich ein kleiner Junge und auch krank. Ich schlief wieder ein.

Ich wachte auf, als mir Hedda ins Ohr flüsterte: „Noa, es ist Zeit für deine Tabletten."

Sie reichte sie mir, ich nahm sie, trank ordentlich nach und schlief wieder ein.

Am Morgen hörte ich im Halbschlaf, wie mir Hedda sagte: „Schatz, ich fahre jetzt in die Apotheke und kurz einkaufen, weil ich ein paar Sachen brauche, um dich richtig zu pflegen. Bin in Kürze wieder da, versuch weiterzuschlafen."

Ich nickte und schlief weiter. Ich fühlte mich schon ein bisschen besser, aber noch sehr müde. Nach einer Weile hörte ich, dass Hedda wieder da ist. Sie sah kurz nach mir, fasste meine Stirn an, schob ihre Hand unter meine Decke, um zu schauen, wie heiß und durchgeschwitzt ich mich anfühlte. Sie sagte nur: „Hm" und ging aus dem Zimmer. Es verging wieder ein bisschen Zeit, bis ich Gerüche wahrnahm. Sie kochte irgendwas und kam dann erneut zu mir mit der Frage: „Noa, bist du wach, wie geht es dir? Bald ist es wieder Zeit für deine Medikamente und wir müssen schauen, was dein Fieber macht."

Ich öffnete meine Augen, setzte mich langsam auf, sie überreichte mir das Thermometer und wir warteten auf sein Ergebnis. Nach dem kurzen Piep-Ton zeigte es 38.7 Grad.

Hedda stellte fest: „Es geht langsam, aber stetig runter, das ist gut. Noa, wie fühlst du dich?"

„Besser. Noch nicht ganz der Alte, aber besser."

Sie lachte, stand auf und redete: „Ich habe meine Mama angerufen zwecks einer leckeren Hühnersuppe für meinen kranken Noa. Ich habe ihre Anweisungen streng befolgt. Ich war einkaufen, habe alle Zutaten besorgt, dir noch einen Erkältungstee, Wasser, ein paar Säfte, Honig, Zitrone, zwei Baumwollshirts und ein Erkältungsbad. Ich war in der Apotheke und habe gute Medikamente mitgebracht. Was hältst du davon, wenn du jetzt aufstehst, ich lasse dir ein Bad ein, du setzt dich in die Wanne und ich kann derweil das Zimmer ordentlich durchlüften, die durchgeschwitzten Decken auf den Balkon raushängen und das Bett frisch beziehen. Ich komme dann und helfe dir, deinen Rücken zu waschen. Danach kannst du Suppe essen, deine Tabletten einnehmen, bei deiner Firma anrufen, dich krank melden und dann darfst du wieder ins Bett."

Ich nahm die Flut von Informationen und Befehlen auf, war mit allem einverstanden und befolgte sie. Nur dass mit dem von ihr gekauften T-Shirts warf für mich ein paar Fragen auf. Wieso und wozu? Na ja, ich kann sie später fragen, jetzt gehe ich erst mal baden.

Sie ließ mir das Wasser ein, machte ein Päckchen Badesalz auf und goss dann kurz vor Schluss ein Erkältungsbadeöl hinein. Alles schäumte ein wenig.

Sie gab mir ein Küsschen und sagte: „Rein da und tief durchatmen, ich gehe jetzt ins Schlafzimmer und versuche es keimfrei zu bekommen. Ich komme dann und rubble dir deinen Rücken frisch."

Ich zog meine durchgeschwitzten Sachen aus und setzte mich ins Wasser, lehnte mich zurück und atmete wie befohlen tief ein und aus. Es tat wirklich gut, ich hörte, wie Hedda im Schlafzimmer die Betten machte. Ich war fasziniert von ihr und sehr dankbar. Sie war wunderbar zu mir. Sie pflegte mich so liebevoll, schaute nach mir, besorgte Medikamente und Sachen für mich, kochte mir eine Suppe und dachte einfach an alles. Das nennt man sich richtig kümmern. Ich hatte ein paar Freundinnen, aber sie war die erste, die sowas für mich machte. In ihrer Wohnung, in ihrer Freizeit, in ihrem Bett. Man muss sie einfach lieben. Früher hieß es: „Ihhh, dann melde dich wieder, wenn du gesund bist", „Was soll ich da? Ich will mich nicht anstecken!" oder „Lass deine Bazillen bei dir zuhause!"

Sie fragten mich manchmal, wie es mir geht, aber nie, ob sie was für mich tun könnten. Und Hedda? Sie war einfach wunderbar. Mein Pflegeengel.

Ich saß in der Wanne, atmete tief ein und dachte an meine wundervolle Hedda, bis sie reinkam und sagte: „Da sind frische Handtücher und ein neues Baumwollshirt. Das ist saugfähiger als dein Schicki-Micki-T-Shirt. Du schwitzt durch dein Fieber so viel. Und frische Boxershorts. Ich habe mir erlaubt, sie aus deiner Tasche zu holen. Ich wasche dir jetzt deinen Rücken und gehe nach unten in den Wäscheraum, die durchgeschwitzte Bettwäsche waschen. Du kommst aus der Wanne, dann kannst du was essen und deine Tabletten einnehmen, okay?"

Ich schaute sie an und antwortete dankbar: „Danke Hedda."

Sie lächelte, bückte sich zu mir, küsste mich und flüsterte: „Ich liebe dich Noa."

Sie ging raus, schnappte sich den Wäschekorb und ging aus der Wohnung. Ich saß ergriffen in der Wanne und kämpfte mit meinen Tränen. Ich stieg aus, trocknete mich ab, zog mir die frischen Sachen an, ließ das Wasser raus und wollte ihr helfen, indem ich die Wanne schrubbe, aber mir wurde wieder schwindelig. Ich war noch schwach. Sie kam zurück, sah mich, nahm mich an die Hand und führte mich in den Küchenbereich. Sie redete dabei: „Schatz, das kann ich später machen. Du brauchst noch ein bisschen, musst erst mal fieberfrei sein. Dann kannst du meinetwegen die ganze Wohnung putzen, aber jetzt brauchst du Ruhe und davor etwas zu essen."

Ich setzte mich, sie richtete mir einen Teller Suppe mit Nudeln und klein geschnittenem Hähnchenfleisch her, übergossen von leckerer Brühe. Es duftete toll und schmeckte noch besser. Ich aß alles auf, sie gab mir wieder Tabletten und ein großes Glas Saftschorle, ich trank es aus.

Dann brachte sie mir mein Handy und sagte: „Du musst bei deiner Firma anrufen und dich krankmelden. So kannst du auf gar keinen Fall weder arbeiten noch heimfahren."

Ich gab ihr vollkommen recht, rief an und meldete mich krank.

Sie sagte: „So, genug draußen gewesen, ab ins Bett mit dir."

Ehrlich gesagt, wollte ich da auch wieder hin, weil mir schon langsam wieder kalt wurde. Sie ging mit mir mit, holte die Decken und das Kissen von dem Balkon, bezog sie ganz schnell frisch, legte sie hin und ich mich drauf. Sie deckte mich zu, sprang aufs Bett, umarmte mich, kuschelte sich an mich und flüsterte: „Ich bin froh, dass es dir schon besser geht. Möchtest du noch was?"

Ich schaute sie an, streichelte ihre Haare und fragte: „Könntest du mir wieder was vorlesen? Es war sehr schön mit deiner Stimme und der Musik."

Sie lachte und antwortete: „Na klar. Wer hätte das gedacht. Noa steht auf Bücher und klassische Musik."

Ich drückte mich an sie und lächelte. Sie richtete es sich gemütlich ein, machte die zauberhafte Musik an und fing an mir vorzulesen. Ich schlief langsam wieder ein.

Ich wachte auf, es war schon Abend, sie saß auf dem Boden, von Büchern umgeben und machte sich Notizen auf ihren kleinen, komischen Kärtchen. Sie merkte, dass ich aufgewacht bin, stand auf, kam zu mir, fasste meine Stirn an und sagte: „Das fühlt sich schon mal gut an. Messen wir wieder. Perfektes Timing, ich hätte dich in 15 Minuten aufgeweckt, um dir deine Tabletten zu geben."

Ich setzte mich auf, sie glitt mit ihrer Hand an meinen Rücken und redete weiter: „Nicht mehr durchgeschwitzt, sehr gut."

Das Thermometer zeigte 37.8 Grad an. Sie stellte fest: „Schatz, jetzt bist du über den Berg, es kann nur noch besser werden."

„Ich fühle mich auch besser und habe einen Riesenhunger. Könnte ich vielleicht noch was von der Suppe haben?"

„Ja klar! Ich gehe in die Küche und mache sie warm. Möchtest du noch eine Extraportion Fleisch?"

Ich bejahte es. Sie ging in die Küche, ich stand auf, streckte mich richtig aus und schaute mir die ganzen Bücher auf dem Boden an. Sie scheint gelernt zu haben, während ich schlief. Auf dem Balkon hing die frisch gewaschene Bettwäsche. Ich musste fest und lange geschlafen haben, weil ich davon nichts mitbekommen habe, aber eines wusste ich: Die Frau ist wunderbar. Sie ist die Frau, die Mann fürs Leben haben möchte und ich will mein Leben mit ihr verbringen.

Ich ging zu ihr, sie stellte gerade das Essen auf den Tisch, wir aßen und ich verputzte 2 Teller. Es schmeckte wirklich gut und sie sagte: „Schauen wir vielleicht bisschen fern? Ich brauche eine kleine Lernpause und du wirst jetzt wohl auch nicht mehr schlafen können, oder?"

Ich nickte und wir gingen auf die Couch. Sie drückte mir die Fernbedienung in die Hand und ging kurz raus auf den Balkon, holte die Wäsche rein und brachte eine Decke für mich, setzte sich neben mich, warf sie über mich, zog ihre Beine hoch und kuschelte sich an mich. Alles fühlte sich super an, mir ging es schon viel besser, ich war satt, zufrieden, mit meiner Traumfrau, die sich an mich kuschelt, hatte die Macht der Fernbedienung und wollte gerade gedanklich auf Wolke 7 schweben, da sagte Hedda: „Das mit der Bedienung ist nur eine Ausnahme, du bist krank. Also das wird keine Gewohnheit, gell?"

Wir lachten und ich musste sie einfach küssen und an mich drücken. Wir fanden beide, was wir schauen wollten, sahen uns es bis zu Ende an und gingen dann ins Bett. Sie kuschelte sich an mich, gab mir einen Kuss, sagte „Gute Nacht Noa, schlaf dich gesund" und schlief beinahe gleichzeitig ein. Ich war noch wach, schaute sie an und dachte – Kein Wunder, sie war in der Nacht für mich wach, dann einkaufen, kochte, wusch, lernte und kümmerte sich hervorragend um mich. Da muss sie ja hundemüde sein. Ich war so froh, sie zu haben und bei ihr zu sein, ich musste etwas Einmaliges und Wunderschönes für sie machen. Ich muss mir etwas richtig Gutes für sie einfallen lassen. Ich hielt sie in meinen Armen und dachte nach.

Ich trug gedanklich alle Fakten, die ich über sie wusste, zusammen und da hatte ich eine Idee. Die Idee überhaupt. Oh ja, das wird ihr gefallen!

Ich schlief sehr zufrieden mit Hedda in meinen Armen ein.

28. Vorbereitung auf das perfekte Date

Ich wachte in der Früh auf und fühlte mich richtig gut. Ich war noch nicht ganz auf dem Posten, aber fast. Hedda schlief noch neben mir und ich liebe diesen Anblick. Sie liegt mit dem Kopf flach auf dem Bett, die Kissen sind weg, ihre Haare sind überall und sie sabbert wirklich ein bisschen. Ich nahm ihre Haare, strich sie alle in eine Richtung und schaute sie dabei an. Ein herrlicher Anblick.

Sie wachte auf, schaute mich an, lächelte und fragte mich: „Wie geht's dir heute?"

Bevor ich antworten konnte, stellte sie fest: „Du siehst schon viel besser aus. Guten Morgen Noa." Sie gab mir einen Kuss, stand auf, brachte das Thermometer und wir maßen nach. 37 Grad geradeaus. Fast perfekt.

Sie fragte mich: „Schatz, ich habe heute Spätdienst und morgen muss ich in die Uni und danach fange ich mit der Nachtschicht an. Möchtest du noch dableiben?"

„Ach Hedda, am liebsten würde ich für immer dableiben, aber ich muss zurück. Ich bin dir so dankbar, dass du mich gesund gepflegt hast. Ich fühlte mich schrecklich wegen der Grippe und glücklich wegen dir. Es war einfach wunderschön mit dir, aber ich muss mich von meinem Arzt rückwirkend krankschreiben lassen und dann geht auch meine Arbeit los."

Sie lächelte, küsste mich und sagte: „Ich gehe ins Bad, dann mache ich Frühstück und du kannst ins Bad. Wir frühstücken zusammen, du fährst dann nach Hause und ich gehe zur Arbeit."

Ich sah ihr in die Augen und nickte, während sie aus dem Zimmer ins Bad ging. Ich stand auf, zog die Vorhänge zur Seite, öffnete die Tür und trat auf den Balkon. Ich schaute mir die Gegend ein bisschen an. Es ist wirklich ein ruhiges Plätzchen hier. Man kann hier sogar schön joggen gehen. Ich setzte mich hin und genoss die Aussicht, als Hedda „Das Bad ist frei, du kannst jetzt rein!" rief.

Ich schnappte mir meine Sachen, die noch in meiner Tasche weilten und ging ins Bad, wo noch überall der betörende Hedda-Duft war. Oh ich liebe es, wie diese Frau riecht. Ich putzte mir die Zähne, sprang unter die Dusche, stylte meine Haare, zog mir frische Sachen an und kam raus. Hedda war schon mit dem Frühstück machen fertig. Sie kam mir entgegen, stellte sich vor mich, fasste mein Gesicht an und streichelnd sagte sie: „Dieser 3-Tage-Bart steht dir, der macht dich so richtig männlich."

Sie stellte sich auf die Zehenspitzen, küsste meinen Bart und murmelte: „Und du riechst so gut. Lass uns essen, bevor ich mich vergesse."

Ich lachte frech, gab ihr auch ein paar Küsschen und wir gingen zu Tisch, um zu essen. Wir aßen, redeten und planten unser nächstes Treffen. Sie erzählte mir, dass sie am nächsten Wochenende von Freitagabend bis Sonntagabend frei hätte. Da möchte sie wieder zu mir und ihrer Familie runterkommen. Ich dachte: Gut, dann habe ich fast eine Woche, um alles vorzubereiten für unser perfektes Date.

Wir aßen auf, ich packte meine Sachen, wir verabschiedeten uns mit ein paar sehr heißen Küssen, die den kleinen Noa wieder spekulieren ließen in der Hoffnung auf mehr. Aber mehr wird es heute nicht geben. Schade, aber ich muss zugeben, dass dieses Warten und sich zügeln müssen was Magisches hatte. Ich ging runter, setzte mich ins Auto, hupte zum Abschied nochmal und fuhr nach Hause. In meinem Kopf konstruierte ich während der Fahrt die Details für das perfekte Treffen. Zuhause angekommen habe ich ihr gleich geschrieben:

*Bin gut angekommen, gehe gleich zum Arzt und
wollte mich nochmal für die schöne Zeit bei dir
bedanken.*

> *Musste auch gerade daran denken, dass
> es trotz allem richtig schön und lustig
> mit dir war. Freue mich schon sehr aufs
> nächste Mal. Fahre jetzt auch in die
> Arbeit und denke an dich :**

Ach Hedda, meine Süße, ich denke auch die ganze Zeit an dich und deswegen bekommst du ein Date, das du nie vergisst.

Ich fuhr zuerst zum Arzt, der mich untersuchte und mich dann fünf Tage krankschrieb. Er sagte, dass mein Körper durch das hohe Fieber geschwächt sei und Zeit sowie Ruhe bräuchte, um sich zu erholen. Ich solle mal nicht übertreiben, alles langsam angehen und zu Kräften kommen.

Okay, alles klar, er wird es ja wissen, er ist schließlich Arzt. Kommt mir ehrlich gesagt wie gerufen, das mit einigen Tagen frei. Ich rief meinen Chef an, sagte wegen meiner Krankschreibung Bescheid, dann schrieb ich Lisa, dass ich die Krankschreibung bei ihr in den Briefkasten reinschmeiße und bat sie, diese morgen für mich in der Arbeit abzugeben. Sie meldete sich in der ersten Pause zurück.

*Alles klar, mache ich, gute Besserung Noa. PS:
Fast die halbe Schicht hat die Grippe ☺ Liebe
Grüße.*

> *Danke, Liebe Grüße zurück.*

Ach so, na dann habe ich mich doch in der Arbeit angesteckt. Na ja, ich wurde sehr liebevoll fast gesund gepflegt, mir geht's jetzt wieder gut. Ich fuhr zu meinen Eltern zu Besuch und fragte meinen Vater, ob ich für ein paar Tage, so ab Donnerstag bis Sonntag, seinen Schrebergarten benutzen darf.

Er schaute mich ein bisschen verblüfft an und fragte: „Du willst in meinen Schrebergarten - um was zu tun?"

„Um eine Frau zu verzaubern."

Er riss seine Augen auf und fragte sarkastisch: „Um nur EINE Frau zu verzaubern?

Meine Mutter gab ihm einen Schubser und sagte: „Es muss ihm ernst sein, sonst wäre er nicht hier und hätte dich nicht darum gebeten. Also gib ihm den Schlüssel. Ja, irgendwie müssen wir zum Enkel kommen, wir werden alle nicht jünger."

Meine Mutter, sie machte uns beide wieder sprachlos. Aber gut, er gab mir den Schlüssel und sagte: „Bitte keine Schweinereien und mähe den Rasen."

„Ja, mache ich und danke."

Ich nahm den Schlüssel und fuhr rüber, um mir einen Überblick zu verschaffen. Ein ruhiges, idyllisches Plätzchen. Auf der einen Seite der Wald, auf der anderen plätschert der Fluss, der Garten ist groß, hat ein paar Bäume, ein paar Sträucher und Büsche, eine relativ große Rasenfläche, eine kleine Hütte mit einem sehr kleinem Bad, eine Mini-Küche und sowas wie einen Wohnraum mit einem Zwei-Mann-Sofa und eine kleine Veranda mit Hollywoodschaukel, Tisch, ein paar Stühlen und eine Grillstelle. Alles ist mit hohen Hecken umzäunt für einen privaten, ruhigen, wunderschönen Abend zu zweit. Perfekt.

Ich holte aus dem Geräteschuppen den Rasenmäher, den Heckenschneider, ein paar Säcke und vergewisserte mich, dass alles, was ich brauche, da ist. Ich stellte es wieder zurück und fuhr nach Hause, aß was und wollte trainieren gehen, fühlte mich aber noch ein wenig schwach und der Arzt meinte, dass ich kürzer treten solle. Also gut. Ich recherchierte im Internet, was ich alles noch brauchen würde. Ich brauche Asia-Sachen, klickte herum und suchte durch, wurde auch gleich fündig und bestellte. Einen kleinen Asiagrill, ausklappbar und tief, damit man ihn in den Boden stecken kann. Sieht aus wie eine lange, runde Tasche auf kurzen Beinen. Die öffnet man, klappt ihn auseinander, steckt ihn in den Boden, entnimmt den Rost, schüttet Kohle rein, zündet sie an, legt den Rost wieder drauf, wartet, bis es heiß genug ist und das Grillen kann beginnen.

Dann zwei kleine Asia-Beistelltische nach dem gleichen Prinzip wie der Grill, klappbar. Dazu noch Asia-Geschirr und Besteck für zwei und ein paar passende Stoffservietten. Noch das Wichtigste überhaupt. Asia-Lampions, runde, eckige, bunte, große, kleine zum Aufhängen und hinstellen. Ich habe alles bestellt, die Bestätigung bekommen und es wird in 3 Tagen geliefert. Perfekt!

Ich schrieb noch paar Mal mit Hedda und tat so, als ob ich mich langweilen würde, dabei war ich aber voll im Vorbereitungsmodus, aber es sollte eine Überraschung sein. Ich ging zeitig ins Bett, der Arzt hatte recht, ich war wirklich noch nicht ganz gesund und fühlte mich noch ein bisschen schwach.

Am nächsten Morgen stand ich auf, telefonierte kurz mit Hedda, sie ging für den ganzen Tag zur Uni und ich wollte über YouTube asiatisch kochen lernen. Es war gar nicht so einfach. Erstens kannte ich die ganzen Begriffe nicht, zweitens wusste ich nicht, was das für Gewürze sind und das schlimmste bei solchen Sendungen ist, dass man ständig Hunger bekommt. Am Ende fuhr ich ganz entnervt zum Chinesen und nahm mir was zum Essen mit, aß es und dachte: Das wäre der perfekte Weg, um an asiatisches Essen zu kommen, aber ich will ihr zeigen, dass sie mir sehr wichtig ist und dass ich sie liebe, also Augen zu und durch.

Am Montag fuhr ich einfach in ein Asia-Geschäft, schaute mir alles in aller Ruhe an und holte mir Beratung. Eine sehr nette, asiatische Dame, die kein R aussprach, begrüßte mich: „Guten Molgen, was kann ich fül sie tun?"

Ich platzte innerlich vor Lachen, aber strengte mich an. Ich erzählte ihr, dass ich für meine Freundin asiatisch kochen wollte.

„Was wollen sie fül ihle Fleundin kochen?"

Ich antwortete laut und platzte dabei vor Lachen.

„GaRnelen in KRäutersoße und ich bRauche ein paar AsiagewüRze."

Ich strengte mich an und hörte zu. Am Ende gab sie mir ein kleines Buch „Asia-Kochen kinderleicht."

Was will sie mir damit sagen? Ach egal, wenn das Kinder schaffen, schaffe ich das auch. Ich kam nach Hause, las und stellte fest: Entweder sind die kochenden Kinder sehr schlau oder ich sehr dumm. Ich suchte mir die einfachsten Rezepte aus, besorgte die Zutaten, ging voller Hoffnung und Tatendrang in die Küche und verkackte.

Alles roch hauptsächlich nach Verbranntem bei mir. Noch ein paar Minuten länger und die Feuerwehr müsste ausrücken. Also gut Noa, es ist jetzt amtlich: Du bist eindeutig kein Koch, aber es muss doch gehen. Ich schaute mir das Buch nochmal an und stellte fest, dass es das Kleingedruckte in sich hat. Man kann es alles selbst zubereiten oder sich die Zutaten im Asia-Geschäft zusammenstellen lassen. Inklusive Gewürze, aber bei Vorbestellung. Also das dürfte kein Knackpunkt sein, Halleluja. Problem gelöst. Ich setzte mich ins Auto, fuhr hin und bat die Dame ohne R es alles für mich zu aRRangieren. Ich fuhr dann weiter in ein

Möbelgeschäft, kaufte eine große, gepolsterte Picknickdecke, einen Haufen Kerzen und bunte Papiertüten. Sechs kleine Kissen und passende Bezüge im Asia-Style und zwei flauschige Decken. Als ich mit Hedda telefonierte, habe ich ihr den Namen von der herrlichen Musik, die sie beim Vorlesen abspielte, abgeluchst. Ich suchte im Internet danach, lud sie runter und machte eine wunderschöne Hintergrundmusik daraus. Manche Stücke leicht asiatisch angehaucht. Meine Vorbereitungen liefen auf Hochtouren, und Hedda die Langeweile vorzugaukeln war gar nicht so einfach. Ich wartete immer, dass sie in die Arbeit und in die Uni geht und gab dann Vollgas.

Sie fragte, was wir tun sollen, wenn sie kommt.

Ich antwortete: „Was, wenn wir zum Chinesen gehen?"

„Liebend gerne, ich war da schon lange nicht mehr. Lass uns gleich am Freitag hingehen."

Also gut, Freitagabend. Ich checkte das Wetter, bis nächsten Dienstag wird es so bleiben. Also super schön, mit warmen Abenden und Nächten. Ich fand noch heraus, dass wir gerade an diesem Wochenende die Sternschnuppennacht bekommen. Na, besser kann es doch nicht laufen. Körperlich ging es mir auch schon wieder ganz gut, ich war sogar trainieren. Es lief einwandfrei.

Am Donnerstagmorgen fuhr ich zum Garten, ich beschnitt die Hecken, mähte den Rasen, stutzte den Baum in der Mitte zurecht, schnitt kleine Vertiefungen in die Hecken rein. Dann entsorgte ich alles in der Kompostanlage, fegte die kleinen Steinwege sauber, brachte alle bestellten Sachen in die Hütte, schaute, ob alles passte, schaltete den kleinen Kühlschrank ein und fuhr ziemlich erledigt nach Hause.

Freitagmorgen stand ich auf, schrieb kurz mit Hedda und fuhr meine bestellten kulinarischen Leckereien abholen. Während ich auf meine Bestellung wartete, fiel mir ein kleiner Schokobrunnen ins Auge. Ich kaufte ihn, dazu Schokolade und Früchte. Ich dachte, dass wir uns zum Dessert Fruchtspieße mit heißer Schokolade gönnen könnten. Das wäre doch was.

Ich besorgte noch ein paar Schaschlikspieße und fuhr zum Garten, brachte die ganzen Einkäufe hin, das Essen verstaute ich im Kühlschrank. Dann ging ich raus und fing an, die Lampions aufzuhängen. Die großen, mittleren und kleinen, runden auf einer Seite des Baumes. Ich hing sie so auf, dass sie wie mehrflammige Hängeleuchten aussahen. Die kleinen, eckigen stellte ich in die Vertiefungen in die Hecken und die bunten Papiertüten, mit Kerzen versehen, an den Wegen entlang. Ich legte die Picknickdecke unter den Baum auf der Seite der bunten Lampions, platzierte die Kissen an dem Baumstamm und zwei lose auf der Decke. Die flauschigen Decken an den Innenrand der Picknickdecke, am Außenrand brachte ich den Grill und die zwei kleinen Tischlein an, steckte ihn in den Boden fest und zog ein Elektrokabel für den Schokobrunnen und meine Hintergrundmusik zum Platz. Außerdem hängte ich zwei Boxen in den Baum, schüttete die Kohle in den Grill, bereitete Fruchtspieße vor und legte sie in den Kühlschrank, holte die Schokolade raus, die sollte ja weich sein und bei der Außentemperatur jetzt wird sie schnell weich. So. Jetzt bin ich fürs erste fertig.

Ich muss nach Hause fahren, mich rasieren, mich duschen und mich für Hedda hübsch machen. Ich beschloss, dass heute auch der richtige Zeitpunkt für Heddas Geschenk ist.

Ich rief Hedda an und sagte: „Schatz, ich habe eine kleine Überraschung für dich. Können wir uns bitte um 19 Uhr an einem Parkplatz treffen?"

„Ja sicher."

Ich beschrieb ihr den Ort und sie sagte: „Ja, ich weiß, wo das ist, also bis dann."

Sie wollte mir noch ein paar Informationen entlocken, aber ich schwieg. Es soll doch eine schöne Überraschung für sie sein. Ich fuhr wieder zum Garten, machte den Grill und den Schokobrunnen an, zündete alle Lampions und Tütenkerzen an, schaltete die Musik ein, holte die Sachen aus dem Kühlschrank, stellte alles auf die kleinen Tische im Schatten auf Eisschüsseln.

Ich nahm ein Seidentuch und steckte es mir in die Hosentasche, in der anderen platzierte ich mein Geschenk. Ich pflückte eine Gartenrose und ging zum Parkplatz. Mein Herz pochte wie verrückt. Ich freute mich so auf Hedda und gleichzeitig machte ich mir Gedanken, ob ihr das wirklich alles gefallen und vor allem schmecken wird. Das Essen war meine größte Sorge.

29. Das perfekte Date

Ich kam zu dem Parkplatz und sah, wie Hedda gerade vor-
fuhr, ich ging zu ihr, öffnete ihr die Tür und gab ihr die
Rose. Sie schaute mich an, lachte, stieg aus dem Auto und
sprang sofort in meine Arme. Ich drückte sie überglücklich
ganz fest an mich und küsste sie.

Sie fragte neugierig: „Schatz, was ist das für eine Überraschung?"

Ich nahm sie an die Hand und sagte: „Komm mit, das
wirst du gleich sehen."

Sie ging mir lächelnd hinterher. Sie hatte High Heels an,
keine guten Schuhe für einen Garten und Kieselsteinwege,
aber das konnte sie ja nicht wissen. Ich stoppte sie und
sagte: „Nicht erschrecken, aber ich muss dir jetzt die Augen
verbinden."

Verblüfft antwortete sie: „Okay."

Ich zog das Seidentuch aus meiner Hosentasche und
verband ihr vorsichtig die Augen. Ich küsste sie noch ein
paar Mal dabei und sagte: „Jetzt nicht erschrecken."

Ich nahm sie hoch und trug sie die paar Meter zum Zaubergarten. Ich ließ sie am Tor runter, öffnete es und nahm
ihr das Tuch ab. Sie stand in dem Garten, schaute mich mit
großen Augen an und war kurz sprachlos. Dann flüsterte
sie: „Oh Noa, es ist wunderschön, das hast du für mich gemacht?"

Ich nickte fröhlich und war erleichtert, dass es ihr gefiel.
Sie ging auf mich zu, küsste mich und sagte immer wieder:
„Wahnsinn, Wahnsinn!"

Ich nahm sie wieder hoch und trug sie zu der Decke, ich
setzte sie ab, zog ihre Schuhe aus, setzte mich an den Grill
und sagte selbstbewusst: „Gleich gibt's dein Essen, Schatz.
Ich habe Riesengarnelen am Spieß in Kräutermarinade und
frischen Lachs und Hähnchenspieße mit Asiagewürzen und

Sesamkörner. Einen leckeren Salat, ein bisschen Reis und dann Fruchtspieße mit heißer Schokolade zum Nachtisch. In der Eisschüssel sind Getränke, was möchtest du haben? Ich habe Litschischorle, Mangoschorle, Wasser und Pflaumenwein."

Sie schaute mich fast verwirrt an und glaubte es kaum. Sie murmelte immer noch: „Der Wahnsinn, der pure Wahnsinn."

Sie nahm eine Litschischorle und schaute mir zu, wie ich die fertig vorbereiteten Spieße anbriet. Ich hielt mich ganz genau an die Anweisungen, weil ich nichts verbrennen wollte. Sie lehnte sich am Baumstamm zurück und bemerkte die Musik. Sie rief verblüfft: „Du hast sogar an die Musik gedacht?! Oh Noa, ich liebe dich!"

Es ging runter wie Öl, das wollte ich hören. Meine Spieße wurden fertig und sahen perfekt aus. Ich gab ihr eine Serviette, Besteck und servierte ihr die Leckereien. Es gelang mir und schmeckte super. Alles passte. Diese Ruhe, die Beleuchtung, die bequeme Decke, die Musik und die von Heddas vor Freude und Erstaunen glänzenden Augen. Wir aßen, fütterten uns gegenseitig und Hedda rückte mir immer näher. Wir waren mit dem Hauptgang fertig, jetzt kam das Dessert. Ich stellte das Geschirr weg, reichte ihr die Platte mit den Fruchtspießen und wir hielten sie unter die heiße Schokolade. Wir schauten uns in die Augen, naschten und küssten uns immer wieder. Nach jedem Happen. Es war himmlisch.

Hedda sagte: „Noa, es ist perfekt. Alles ist einfach perfekt. Und du bist es auch!"

Sie lehnte sich an mich, ich zog ihr Geschenk aus meiner Hosentasche und übergab es ihr. Sie schaute mich wieder verblüfft an und fragte: „Für mich?"

„Ja."

Sie nahm es, öffnete es und fing an, vor Rührung zu weinen. Da lösten sich alle Emotionen und Glücksgefühle bei mir und ich weinte mit. Sie zog die Kette an, drückte sich an mich, sagte „Danke" und küsste mich zu Boden. Sie lag nun in meinen Armen und sagte immer wieder: „Ich liebe dich, ich liebe dich."

Und dann flüsterte sie: „Noa, liebe mich."

Ich habe das alles für sie gemacht, aber nicht, um sie flachzulegen, aber es war wirklich alles perfekt und ich wollte sie schon so lange. Es war ein magischer Moment. Zum ersten Mal passte alles und Hedda bat mich, sie zu lieben. Also beschloss ich, es zu tun.

Ich drückte sie an mich, fuhr mit meiner Hand in ihr offenes Haar, küsste sie und drehte uns um, sodass ich oben war. Ich küsste ihren Hals, öffnete Knopf für Knopf ihre Bluse und bei jedem Knopf küsste ich die geöffnete Stelle. Sie genoss es leicht stöhnend. Sie machte dabei mein Hemd auf. Ich zog es dann ganz aus. Sie küsste meine Brust und streichelte meinen Rücken. Ich zog ihr die Bluse aus und küsste ihren BH. Meine Hände wanderten an ihrem Rücken entlang zum BH-Verschluss und öffneten ihn. Ich zog ihn, ihre Brüste küssend, aus. Oh Gott, sie hat so einen schönen Busen. Ich drückte sie zusammen, sie streichelte meinen Bauch und glitt mit ihren Händen nach unten zum kleinen Noa. Der Arme wusste nicht, wie ihm geschieht. Er hatte so lange auf eine Frau verzichten müssen. Dieses ständige Auf und Ab und jetzt wollte er nur noch raus und explodieren. Sie öffnete meinen Gürtel, zog ihn aus den Schlaufen heraus und streichelte immer wieder meinen Hosenstall. Sie ging mit ihren Händen nach hinten und glitt in meine Hose. Jetzt hatte sie meinen Po in der Hand. Ich lag auf ihr und fühlte, wie ihr Becken rauf- und runtertanzte. Ich küsste ihren Mund, dann ihren Hals, dann ihren Busen, ging zum Bauch und ihrem Bauchnabel. Ich öffnete ihre

Hose, tastete mich zu ihren Füßen und zog sie langsam aus. Sie atmete so lustvoll und erotisch. Ich küsste ihre Beine bis zu ihrem Oberschenkel entlang, sie spreizte sie langsam und ich küsste ihren Tanga. Er war leicht feucht. Oh ja, ich liebe sowas. Sie hob ihr Becken ein bisschen hoch, ich griff den Tanga und zog ihn aus. Sie machte ihre Beine wieder zusammen und sagte ganz leise und erregt: „Noa, ich will dir jetzt deine Hose ausziehen."

Ich nickte nur noch, sie zog mich nach oben, kniete sich hin und ich ließ sie machen. Sie öffnete meine Knöpfe und zog mir die Hose aus. Sie küsste mein Prachtstück durch meine Boxershorts, glitt mit ihren Händen hinten rein und zog sie von hinten nach vorne runter. Jetzt waren wir beide wie Gott uns schuf. Sie nahm mein Gemächt in ihre Hände, zog die Vorhaut zurück und küsste leicht meine Eichel. Ich stöhnte vor Erregung. Oh Gott, ich will diese Frau. Ich liebe diese Frau und ich bin verrückt nach ihr, aber ich musste sie zügeln. Ich war schon so lange mit keiner Frau mehr zusammen und ich wollte, dass es ihr mit mir gefällt. Also kein vorzeitiger Abschuss. Ich übernahm jetzt. Ich kniete mich zu ihr hin, küsste sie, streichelte ihren Busen, legte sie hin, küsste ihren Bauch und ging zu ihren Schoß, streichelte ihren Venushügel und sie öffnete ihre Beine ganz leicht. Sie ließ sie mich mit meinen Fingern berühren. Sie atmete laut und erregt. Ihr Becken tanzte erneut, ich küsste mich an ihr erneut runter und spreizte ihre Beine. Jetzt ließ sie mich rein, ich ging mit meinen Kopf runter, schaute mir ihre göttliche Liebeshöhle an, küsste ihre Liebesperle, leckte sie von dieser Perle bis zu den Pobacken ab.

Sie stöhnte und flüsterte: „Noa, liebe mich, oh ja, nimm mich!"

Ich verwöhnte jetzt ihre Perle, knabberte, küsste und leckte sie. Meine Zunge wurde immer schneller und meine

Finger verwöhnten ihre Liebeshöhle. Ihr Atem wurde noch lauter und sie rief ganz erregt: „Bitte dring in mich ein, ich will dich tief in mich spüren."

Ich befolgte es. Ich nahm meinen prallen Stab und drang langsam in sie ein. Sie stöhnte so laut, packte meinen Hintern und drückte ihn fest an sich. Ich fühlte mich, als würde ich schweben. Ich stieß ein paar Mal zu und Hedda gab einen lauten Schrei von sich, zuckte und erstarrte. Ich wusste, dass ich jetzt auch loslassen darf. Mein Liebessaft floss in sie. Ich fiel zu Boden, kuschelte mich an sie und schwebte noch ein wenig.

Sie umarmte mich, verteilte Küsse auf meinem Gesicht und flüsterte erneut: „Du bist perfekt."

Ich war so glücklich mit ihr, ich musste sie küssen, ich erwiderte: „Du bist auch perfekt für mich, ich liebe dich Hedda."

Sie hielt sich an mich fest und weinte erneut.

Ich fragte leise: „Schatz, was ist los?"

„Ich bin so glücklich mit dir."

Wir lagen auf der Decke unter den bunt brennenden Lampions in unserem Zaubergarten und genossen uns. Ich war noch nie in meinem Leben glücklicher, es war, wie Hedda schon sagte, perfekt. Und ab jetzt begann unser Le-bensknüller. Wir lagen uns in den Armen, waren endlich ein richtiges Paar und es war wunderschön mit ihr.

Also, ich konnte schon wieder.

Hedda fragte mich: „Kann ich mich da irgendwo sauber machen?"

„Ja, in der kleinen Hütte gibt es ein Bad."

Sie küsste mich, stand auf und ging im Lampionlicht nackt über den Rasen in die Hütte. Ich schaute ihr faszinie-rend hinterher. Sie verzauberte und überraschte mich im-mer wieder. Ich lag da und wartete bis sie zurückkam Ich schaute nach, wo sie bleibt und klein Noa guckte fleißig mit.

Da ist sie, sie geht sehr selbstbewusst und so wunderschön zu mir. Ich kann immer noch nicht fassen, dass sie meine Hedda ist.

Sie fragte: „Bleiben wir hier oder möchtest du zu mir?"

„Jetzt möchte ich dich erst mal küssen."

Wir küssten uns und eines führte zum anderen. Wir liebten uns erneut.

Jetzt hat sie mich aber verwöhnt, ich fühlte mich wie im siebten Himmel. Sie zu lieben, mit ihr zu kommen, war das Schönste auf der Welt. Wir lagen wieder nebeneinander erschöpft und glücklich vor Liebe auf der Decke und die ersten Lampions begannen zu erlöschen. Wir zogen uns an, ließen alles stehen und gingen zum Auto. Ich trug sie wieder zurück, sie sollte nicht barfuß tief in der Nacht auf den Kieselsteinen laufen. Wir nahmen mein Auto und fuhren zu Heddas Wohnung. Wir zogen uns wieder aus, gingen ins Bett, kuschelten uns wieder aneinander und schliefen glücklich und sehr verliebt ein.

30. Unser gemeinsames Leben

Am nächsten Morgen war ich früher wach als Hedda. Ich wachte neben ihr auf und konnte es kaum fassen, wie glücklich ich mit ihr bin und wie glücklich sie mich macht. Ich kuschelte mich an ihren Rücken, sie duftet so toll, fühlt sich so weich an und ihre langen, dunklen Haare sind ein Gedicht. Ich streichelte sie und küsste ihren Rücken. Sie begann, sich leicht zu bewegen. Sie streckte ihren göttlichen Po in meine Richtung. Oh Süße, der kleine Noa ist Frühaufsteher, der war schon vor mir wach. Oh bitte, drücke jetzt nicht deinen süßen Hintern gegen meine Leiste. Ohhh, zu spät. Die Frau macht mich willenlos, einfach verrückt. Sie drehte ihren Kopf zu mir, streckte sich aus, schaute mich über ihre Schulter an und sagte süß:

„Guten Morgen Noa."

„Guten Morgen meine Schöne."

Sie lachte mich an und drückte sich mit ihrem Rücken an mich. Oh, es ist nicht auszuhalten. Sie fühlte den kleinen, standhaften Noa auf ihrem Po.

Sie fragte mich flüsternd: „Wollen wir uns lieben?"

Ich antwortete sehr froh: „Ja meine Prinzessin, ja!"

Sie ging mit ihrer Hand nach hinten zu meinem Stab und streichelte ihn, dann drückte sie ihren göttlichen, prallen Po an mein Gemächt, hob ihr Bein hoch und nahm mich in sich auf.

Ich stöhnte nur: „Oh Süße, du fühlst dich so gut an."

Sie kam meinen Stößen entgegen, atmete und stöhnte so lustvoll, griff mit ihrer Hand nochmal nach hinten und hielt meinen Po fest. Ich drückte und streichelte ihren Busen, während ich ihren Hals und ihren Nacken liebkoste. Jetzt wurde sie schneller und stöhnte lauter. Oh, das macht mich so an. Ich weiß nicht, ob ich es noch lange aushalten kann. Ich will, dass meine Prinzessin richtig gut kommt. Ich ging mit meiner Hand von den Brüsten über ihren Bauch bis zum Venushügel, streichelte ihn und ging mit meinen Fingern auf ihre Perle. Ich will sie verwöhnen und Hedda ließ mich machen, indem sie ihre Beine leicht spreizte. Ich habe ihre himmlisch süße Perle zwischen meinen Fingern und umkreise sie. Hedda drückte sich mit ihrem Körper ganz fest an mich und stöhnte: „Oh Baby, das ist so schön. Oh Schatz, lass mich kommen."

Sie drückte sich noch fester an mich, ihr Becken wurde schneller, ich massierte ihre Perle noch fester. Jetzt gab sie ein sehr lautes Stöhnen von sich, atmete so schnell, zitterte ein bisschen, krallte sich ein bisschen an mir fest und wurde dann starr. Sie hörte einen kurzen Moment auf zu atmen. Ihr Becken bewegte sie nur noch ein bisschen und ich spürte, wie das ganze Tal der Lust bei ihr pochte.

„Oh Hedda, du kommst so göttlich, das macht mich so an, dass ich auch sofort kommen muss und es ist schön, dass meine Prinzessin zuerst in den Himmel gekommen ist und mich mitgenommen hat"

Wir lagen da und genossen den Moment, sie sagte: „Schatz, wollen wir aufstehen, ich habe so einen Hunger."

Ich grinste und nickte: „Ja, ich auch"

Aber sie lieben zu dürfen lässt mich alles vergessen.

Sie sagte: „Ich gehe erst in die Küche und mache uns was zum Essen, danach geh ich unter die Dusche. Ich hätte jetzt so eine Lust auf ein Schokocroissant. Ich weiß, das wären ein Haufen Kalorien, aber es wäre der Hammer."

Ich schaute sie glücklich an, wollte ihr was Gutes tun und sagte: „Schatz, lass mich zum Bäcker fahren und für uns was zum Frühstück besorgen und du kannst duschen gehen, okay?"

Sie sprang mir um den Hals, schaute mir tief in die Augen und lachte, während sie fragte: „Holst du auch Schokocroissants?"

Ich nahm sie in meinen Arm und küsste sie.

„Ja klar, nur das Beste für mein Mädchen."

Sie küsste mich und ging ins Bad, ich zog mir meine Sachen an und fuhr komplett zerzaust, aber überglücklich, zum Bäcker. Ich kaufte einen Haufen Zeugs und die zwei letzten Schokocroissants. Man sollte nicht hungrig einkaufen gehen. Ich könnte mit dem Einkauf eine fünfköpfige Familie satt bekommen. Aber na ja, morgen ist ja auch noch ein Tag. Bei Hedda angekommen, begrüßte mich meine hungrige und gutduftende Prinzessin. Sie hatte schon Kaffee aufgesetzt und auf mich und meine Ausbeute gewartet. Wir aßen, redeten und planten, was wir alles machen wollten.

„Also nach dem Frühstück muss ich in den Garten und aufräumen."

„Dann komme ich mit und helfe dir. Ich muss ja eh noch mein Auto abholen. Schatz, heute ist wunderbares Wetter. Denkst du, dass wir da noch ein bisschen bleiben können, um uns in die Sonne zu legen und den Tag zu genießen?"

„Ja, eine wunderbare Idee. Dann lass uns hier aufräumen und wir fahren hin."

Sie sprang auf, wir räumten den Tisch ab, Hedda ging mich küssend an mir vorbei ins Schlafzimmer. Ich schaute ihr hinterher. Sie ließ ihren Bademantel zu Boden fallen und zog sich einen Bikini an. Oh dieser Anblick, bei ihr bin ich dauererregt. Ich könnte sie immer und immer wieder aufs Neue lieben. Es ist der Wahnsinn.

„Schatz, habe ich noch ein bisschen Zeit, um auch noch zu duschen?"

„Aber ja, und deine Zahnbüste vom letzten Mal ist im Zahnbecher und ein frisches Tuch bringe ich dir gleich."

Ich ging ins Bad, putzte mir die Zähne und sprang unter die Dusche. Ich war fertig, ging raus und wollte mich abtrocknen, da sah ich, dass Hedda auf dem geschlossenen Klodeckel saß, mit einem frischen Tuch in der Hand. Sie wartete auf mich und schaute mich so verführerisch an, näherte sich, machte das Tuch auseinander und half mir, mich abzutrocknen. Sie küsste mich immer dabei am ganzen Oberkörper, streichelte mich leicht und flüsterte:

„Noa, du bist so ein schöner Mann, ich vergesse mich immer wieder in deiner Gegenwart."

„Oh ja meine Süße, geht mir genauso. Ich nehme keine Drogen, trinke fast keinen Alkohol, bin aber in deiner Nähe immer berauscht."

Sie sah mir tief in die Augen, küsste mich, umarmte mich, ging mir mit ihren Händen in meine nassen Haare und küsste mich noch intensiver. Ich stand ganz nackt da, voll erregt, mit meiner Hedda in den Händen und der kleine Noa schrie: Lasst mich rein, lasst mich rein, ich will mitmachen!

Hedda fühlte den Halunken auf ihrem Unterbauch, glitt von den Haaren über meinen Rücken, mich streichelnd, zu meinem Po, drückte ihn und ging mit ihren Händen über meine Hüfte zu ihm, nahm ihn in eine Hand und schob die Vorhaut zurück. Jetzt umreiste sie meine Eichel und ich warf meinen Kopf nach hinten, um ihre Berührungen in vollen Zügen zu genießen. Sie setzte sich wieder auf den Klodeckel, drehte mich zu sich und mit der einen Hand hielt sie meine Vorhaut noch zurück, mit der anderen Hand ging sie zu meinen Juwelen und spielte mit ihnen. Mit ihrem Mund küsste sie meine Eichel, es fühlte sich so gut an, sie brachte ihre Zunge ins Spiel und umkreiste meine Eichel jetzt mit ihr. Ich stöhnte nur noch „Oh Hedda!"

Es fühlte sich so göttlich an und mein Tiger in mir wurde plötzlich wach. Jetzt gab es kein Halten mehr. Ich zog sie hoch, nahm sie in meine Arme, trug sie ins Wohn-zimmer, warf sie auf die Couch, nahm ihr Becken hoch, machte die Schnüren vom Bikini auf, zog ihn runter und drang in sie ein. Sie rief nur voll erregt. „OH JA! OH JA!"

Mit einem Bein verhakte sie sich an der Couchlehne und blieb mit ihrem Becken oben bei mir. Ich stieß in sie und genoss es immer aufs Neue. Ich wurde zum Tier. Ihr Ober-körper war unten auf der Couch und ihre Brüste wackelten im Rhythmus der Liebe. Welcher Mann kann sich da nur im Zaun halten? Ich musste sie wild begehren, lieben und ihr alles geben, was ich habe.

Oh diese Frau, ich war dem Himmel noch sie so oft so nah, wie mit ihr. Jetzt ist es soweit, jetzt sind wir nur noch göttlich erschöpft. Oh Gott, es ist so schön mit ihr. Wir lagen noch eine Weile ineinandergekuschelt auf der Couch und Hedda streichelte meinen Kopf mit den Worten: „Noa, ich wusste nicht, dass du so wild werden kannst."

Ich schaute sie an, drückte ihre Brüste zusammen und küsste sie. „Ich bin ein Mann, das muss manchmal raus."

Sie nickte lächelnd, biss sich auf die Unterlippe und ließ mich wissen: „Ich beschwere mich nicht, es war überra-schend für mich, aber VERDAMMT gut."

Wir standen auf, machten uns sauber, zogen uns an und fuhren in den Garten. Wir haben alles schön aufgeräumt und legten uns auf die Decke in die Sonne. Sie legte sich auf den Bauch, zog ein Buch aus ihrer Tasche und las. Ich machte unsere Hintergrundmusik an, lauschte ihr und hielt an Heddas Seite ein Nickerchen. Es war wieder alles per-fekt.

Hedda weckte mich mit kleinen Küsschen und sagte:

„Schatz, lass uns in den Schatten gehen, du kannst doch nicht in der prallen Sonne ein Schläfchen halten! Du ver-brennst sonst!"

Ich stand auf, ging durch den Garten in die kleine Hütte und stellte mich zur Abkühlung ganz kurz in die Minidusche. Ich kam nass raus, setzte mich auf die Hollywoodschaukel und schaute zu, wie Hedda, jetzt auf Decke unter dem Baum im Schatten, ihr Buch las. Es war so ein ruhiger, wunderschöner Anblick.

Ich fragte sie: „Schatz, was liest du da?"

„Ich lerne."

„Und was?"

„Medikamente."

„Medikamente?"

„Ja, die Zusammensetzung, Wirkstoffe, Wechselwirkungen, alles sowas."

„Aha."

„Noa, du wirst mich in nächster Zeit öfter so vorfinden und ertragen müssen. Bücher über Bücher und lernend."

„Ja, ich weiß. Ehrlich gesagt, bewundere ich dich und finde das ultra erotisch."

„Kann es sein, dass du seit gestern irgendwie alles erotisch findest?"

„Ach Süße, doch nicht seit gestern. Seit dem ich dich kenne!"

„Ach du lieber Gott!"

Wir lachten, sie stand auf, kam zu mir, setzte sich auf meinen Schoß, küsste mich und es wurde wieder heiß zwischen uns. Wir konnten nicht voneinander lassen und wir mussten uns erneut lieben auf der Hollywoodschaukel. Sie zog mir meine Badehose aus und befreite den kleinen Noa. Ich machte ihre Schnüre auf und ließ sie zu Boden. Sie setzte sich auf mich drauf. Ich nahm meinen Stab in meine Hand und verwöhnte ihre Perle mit meiner feuchten, steifen Eichel. Sie genoss es richtig und ließ ihr Becken tanzen. Ich küsste sie, ihren Busen und spielte mit meiner Zunge mit ihren Nippeln.

Sie flüsterte erregt: „Gleite bitte rein."

Ich befolgte ihren Wunsch.

Oh, ich liebe diesen Moment, ich muss es auch laut genießen. Wir schaukelten und liebten uns. Es wurde immer intensiver und immer heißer. Hedda krallte sich an meinen Rücken, ich bewegte meinen Daumen an ihre Perle und berührte sie mit kreisenden Bewegungen. Ich weiß, dass sie das mag. Sie wurde lauter und schaukelte schneller, bis zu ihrem erlösenden Schrei.

Oh Hedda, du kommst so himmlisch, ich bin süchtig nach deinem Höhepunkt. Ich wusste: Immer, wenn meine Prinzessin kommt, darf ich auch loslassen und in ihr kommen. Ein wahrhaft göttliches Gefühl!

Wir kuschelten uns aneinander. Wir lagen da und ich musste Hedda etwas fragen. Es beschäftigte mich seit dem wir uns das erste Mal liebten.

Ich fragte vorsichtig: „Hedda, ich möchte dich was fragen, aber sei mir nicht böse, Süße, okay?"

Sie schaute mich an und nickte.

Ich sprach weiter: „Also, du hast mir gesagt, dass deine Beziehungen kaputtgegangen sind, weil du mies im Bett warst. Also, ich kann von meinem Standpunkt aus sagen, dass du für mich perfekt bist. War das mit deinen Exfreunden nicht so?"

Es war ein schweres Thema für mich, allein der Gedanke, dass meine Hedda in den Armen eines anderen lag ließ mein Blut in den Adern gefrieren, aber ich wollte es wissen, deshalb musste ich sie fragen.

Sie setzte sich ganz ruhig hin, zog ihre Beine hoch, umarmte sie und sprach: „Noa, mit dir ist es für mich ganz anders. Ich weiß auch nicht, es ist einfach perfekt. Weißt du, bei meinem ersten Freund waren wir beide, denke ich, noch zu jung, zu unerfahren. Es zog sich ein paar Jahre hin. Irgendwie hatten wir auch schöne Momente, aber er ging nicht auf mich ein und ich nahm es hin und dann hat er mit einer anderen geschlafen. Ich erfuhr es und beendete die Geschichte. Dann war ich fast ein Jahr alleine, lernte einen anderen kennen, kam mit ihm zusammen, aber es stellte sich sehr schnell für mich heraus, dass er nicht der Richtige für mich war. Da konnte ich nicht so aus mir herausgehen und es genießen. Ich schätze, dass er das auch gespürt hat, aber wir haben nie darüber geredet, bis er mir eines Tages beichtete, dass er mit einer anderen schläft, weil ich so bieder im Bett bin. Wir trennten uns und mir hat das sehr wehgetan. Ich dachte öfter darüber nach, warum es so bei mir ist. Manchmal dachte ich sogar, dass ich da unten irgendwie kaputt wäre und einfach mit keinem Mann zum Höhepunkt kommen könnte. Und dann kamst du. Völlig unerwartet zu dem denkbar falschesten Zeitpunkt. Hast mich dich langsam kennenlernen lassen, gingst immer auf mich ein und irgendwann fühlte ich mich mit dir sehr wohl, in jeder Hinsicht. Dann kam noch dein Aussehen ins Spiel. Da liebte ich dich bereits und ab da an wollte ich dich. Ich vertraute dir die kleinen, erotischen Geschichten an und wusste, dass ich sie mit dir mal ausleben möchte. Ich fühle mich mit dir sehr gut und von dir begehrt. Das macht mich selbstbewusster und mit dem Gartendate hast du mich verzaubert. Ab dem Moment, wo du mich in den Garten trugst und auf die Decke legtest, wollte ich dich. Ich war nur noch erregt und voller Liebe. Und Schatz: Das war für mich das allererste Mal, dass ich mit dir schlief, aber auch, dass ich mit einem Mann zum Höhepunkt kam."

Ich hörte ihr sehr aufmerksam zu, nahm die Information schweigend in mich auf und die letzten Worte ließen mein Herz höher schlagen und meine Augen feuchter werden. Ich nahm sie in meine Arme, drückte sie an meine Brust und konnte nur noch das eine sagen: „Oh Hedda, meine wunderschöne Hedda. Ich liebe dich so sehr und bin so glücklich mit dir."

Sie küsste mich und sagte mit Tränen in den Augen: „Oh Noa, ich liebe dich auch."

31. Das wunderbare Leben mit Hedda

Ich wusste von dem Moment an, als ich von Heddas Existenz erfuhr, dass sie die Richtige für mich ist. Ich habe früher oft ohne Gefühle gehandelt, mich viel zu schnell in ein
Abenteuer gestürzt und irgendwann war ich dann leer und
ausgebrannt. Dann begann ich, an der wahren Liebe zu
zweifeln, aber Heddas Eroberung war das Beste, was mir
passieren konnte. Es verlangte mir einiges ab, aber es war
es wert. Sie ist mein wertvollstes Gut. In Zeiten, wo wir uns
nicht sehen konnten, wegen der Arbeit oder ihrer Uni, hatten wir immer was zum Erzählen. Wir planten akribisch
jede Minute, wenn wir uns dann wieder sehen. Wir nahmen
uns viel vor, aber wo wir uns dann sahen, erschienen die
vereinbarten Sachen dann doch nicht so wichtig. Wir wollten nur noch uns. Es war, als ob wir unser kleines Univer-
sum besaßen und nur wir beide existierten darin mit unserer Liebe. Wir planten zum Beispiel, ins Kino zu gehen,
aber wir haben uns eine Woche nicht gesehen, der Film
kommt eh bald auf DVD, und der kleine Noa hat schon
Entzugserscheinungen, also blieb uns nichts anderes übrig,
es geht ja nicht anders und Hedda überraschte und verzauberte mich immer wieder aufs Neue. Wir hatten beide eine
ziemlich stressige Spätschicht. Jeder auf seine Art, aber wir
wollten uns sehen, also fuhr ich gleich nach der Arbeit zu
meiner Hedda. Ich schrieb ihr.

Schatz, ich freue mich auf dich, aber als erstes
muss ich bei dir duschen, wenn ich zu dir komme.

Kein Problem mein Herz.

Ich kam bei ihr an, öffnete die Tür und der himmlische
Heddaduft kam mir entgegen. Sie ging mir sofort hinterher,

nur mit einem Badetuch bekleidet. Sie begrüßte mich mit ein paar kleinen Küssen, drückte sich an mich, fuhr mit ihren Händen unter mein T-Shirt, streichelte meinen Rücken und zog es mir aus. Dann ließ sie ihr Tuch zu Boden fallen und stand nackt, erregt vor mir, machte mir meine Hose auf und streifte sie mir runter, während sie mich küsste. Ich nahm sie auf meine Arme und trug sie ins Bad. Sie hat an alles gedacht. Sie hat eine große Sushi-Platte geholt, Wein und Saft kaltgestellt, Erdbeeren vorbereitet und alles schön neben der duftenden Wanne mit Schaumbad platziert. Überall im Bad waren Kerzen aufgestellt und sie hat an die Musik gedacht. Ich stieg zuerst in die Wanne, sie kam zu mir und legte sich auf mich ins warme Wasser.

Wir küssten uns und sie fragte: „Noa, hast du Hunger oder möchtest du gewaschen werden?"

„Ich möchte dich."

Lachend sagte sie: „Schatz, lass uns erst essen."

Ich nickte, sie nahm die Essstäbchen und fütterte uns beide. Einmal ich, dann sie. Es schmeckte hervorragend. Sie goss ein wenig Reiswein in ein Glas und wir teilten es uns. Ich nahm dann den Schwamm und fing an, sie zu waschen. Sie machte das Gleiche mit mir, wir standen auf und schäumten uns gegenseitig ein. Es hat Spaß gemacht. Sie wusch meinen kleinen Noa sehr gründlich und ich gab mir die größte Mühe bei ihrer kleinen Hedda. Wir saßen am Wannenrand und schrubbten uns gegenseitig die Füße.

Ich kitzelte sie, sie schrie wie am Spieß: „Ahhhh Noa, lass das! LASS DAS!"

Sie trat gegen das Wasser und das Wasser schwappte über. Jetzt mussten wir uns von dem ganzen Schaum befreien und wuschen uns ab. Ich sah, wie der Schaum langsam Heddas Körper nach unten umschmeichelte und ihren wunderschönen Körper wieder freigab. Ihren Busen, ihren Bauch, meine Spielwiese, ihre Schenkel. Ich war wieder voll ergriffen von diesem Anblick. Ich wollte sie nur noch schnappen und sie endlos lieben. Wir stiegen aus der Wanne, fingen an, uns abzutrocknen, als Hedda sagte:

„Schatz, machen wir den Schokobrunnen an. Schokolade hab ich gekauft. Dann machen wir uns Schokoerdbeeren als Dessert."

Sie ging raus, um den Brunnen anzuschalten und ließ mich und den kleinen Noa stehen. Ich kam aus dem Bad, sah sie am Tisch stehen, ganz nackt, wie sie von der Schokolade naschte.

„Noa, kannst du bitte die Erdbeeren aus dem Bad holen."

Ich ging zurück, holte sie, stellte sie auf den Tisch neben den Brunnen, packte Hedda, setzte sie auf die Couch, kniete mich vor ihr hin, zog sie zu mir, hob küssend ihre Beine auf meine Schulter und sagte: „Ich will auch naschen, ich will dich zum Dessert."

Sie biss sich wieder auf ihre Unterlippe und sah mich voll erregt und lustvoll atmend an. Ich küsste ihren Bauch, ihren Hügel, spreizte ihr Liebestal, küsste ihre Perle, knabberte ein bisschen an ihr und Hedda hob ihr Becken zu mir. Ich liebe es, wenn sie das tut. Dann weiß ich, dass ihr das sehr gefällt und das macht mich heiß. Ich knabberte, saugte und biss ganz leicht an der Perle, an ihren Schamlippen und leckte sie genüsslich. Hedda stöhnte immer lauter, meine Zunge wurde immer schneller und ich tauchte sie ein, dann verwöhnte ich ihre Perle und blieb mit meiner flotten Zunge auf ihr und half mit meinen Fingern, ihre Liebeshöhle zu verwöhnen. Hedda zappelte, zuckte, atmete und stöhnte so lustvoll. Sie wurde wieder so laut.

„Oh ja!"

„Oh ja Baby! Oh Hedda ja!"

Ich tauchte noch tiefer ein mit meinen Fingern und leckte sie jetzt mit festem Druck und kreisenden Bewegungen. Hedda gab einen Schrei der Erlösung von sich und ich fühlte, wie alles unten bebte und pochte. Ihre Perle war so prall und so rot. Oh, ich liebe diesen Anblick! Ich nahm ihre Beine von meinen Schultern, schob Hedda seitlich auf die Couch und legte mich zu ihr. Ich liebe diesen Gesichtsausdruck von ihr. So friedlich und zufrieden. Einfach glücklich. Ich liebe sie und genieße jedes Mal jeden Akt, jede Berührung. Es macht mich überglücklich, sie lieben zu dürfen. Sie ist die Erste, bei der ich mir Zeit lasse und auf sie schaue. Und zwar nur auf sie. Ich liebe es, mit ihr zu kommen, aber es ist mir nicht mehr so wichtig. Das wichtigste ist, dass sie himmlisch kommen kann. Sie ist meine Prinzessin.

Sie schaute mich an, lächelte und sagte: „Noa, danke und du?"

Sie fühlte meinen erregten Stab auf ihren Schenkeln und flüsterte: „Ich will auch naschen."

Sie stand auf, ging zu dem Schokobrunnen, nahm ein Schälchen warme Schokolade, kniete sich vor mich hin und ließ die Schokolade von ihrem Hals über ihren Busen bis hin zum Bauch runterfließen, nahm meinen Stab, legte ihn zwischen ihre Brüste, drückte sie zusammen und bewegte ihren Oberkörper rauf und runter. Der kleine Noa nahm jetzt ein sehr erotisches Schokobad mit den Zwillingen.

Ich stöhnte nur noch: „Oh Hedda, meine süße Schokohedda!"

Sie beugte ihren Kopf nach vorne und genoss meine Schokoeichel. Sie leckte, saugte und knabberte an ihr. Dann nahm sie ihn ganz in den Mund. Oh, es war zu viel des Guten. Ich atme so schnell und stöhnte. „Hedda, ich kann nicht mehr, ich muss kommen!"

Sie nahm ihn in ihre Schokohände. Mit der einen Hand schob sie die Haut hin und her und mit der anderen verwöhnt sie meine Juwelen. Ich ließ los und mein Liebessaft schoss auf Heddas Busen.

Sie sagt so süß: „Oh, jetzt bin ich deine Milkaschokolade, denn ich habe auf das Braune weiße Flecken bekommen."

Oh Gott, diese Frau, diese bezaubernde, süße Frau! Sie machte aus jedem Ereignis etwas Erotisches.

Wir waren ihrerseits einmal auf einer sehr langweiligen Feier eingeladen. Wir mussten für den Weg dorthin die U-Bahn nehmen. Kamen dort an und verbrachten Stunden mit langweiligem Gerede und miesem Essen. Ich war froh, als wir wieder in der U-Bahn saßen und in Richtung Heimat fuhren. Zuhause bei Hedda angekommen wollte ich nur noch ins Bett.

„Schatz, lass uns noch etwas Gutes essen."

Sie machte ein Omelett mit Schinken, Lauchzwiebeln und Käse, dazu einen Tomatensalat und ein paar Scheiben Eiweißbrot. Es schmeckte lecker und hob die Stimmung. Sie stand auf, machte Musik, zündete ein paar Kerzen an und es wurde doch noch ein schöner Abend.

Sie lehnte sich zu mir und sagte: „Ich habe mir neue, sexy Unterwäsche gekauft und die habe ich gerade an. Aber bitte nicht anfassen, behalte deine Hände bei dir."

Sie stand auf und fing an, sich im Rhythmus der Musik zu bewegen. Sie verschwand aus meinen Augen, ich sah nur ihren Schatten auf der Wand, wie sie ihren Hals streichelte und langsam ihre Bluse aufknöpfte. Sie kam an meinen Hinterkopf, zog die Bluse langsam aus, beugte sich über mich. Ihr Busen in einem sehr schönen, roten BH berührten meine Haare. Sie küsste mich und legte meine Hände nach hinten zu ihren Schenkeln. Ich streichelte sie und wollte so zu meiner Spielwiese und bevor ich es merken konnte, fesselte Hedda meine Hände hinten an den Stuhl mit ihrer Bluse. Jetzt trat sie vor mich, tanzte mich an und zog dabei ihren Rock langsam aus. Sie kam mir ganz nah, setze sich seitlich und ganz kokett auf meine Knie und wakelte sitzend auf mir mit ihrem Hintern, der in sehr schönen roten Hotpants steckte. Sie stand wieder auf, hob ein Bein und stellte es auf mein Knie. Es war sehr erotisch, aber dann hatte ich einen direkten Blickkontakt mit ihrer Perle und ihrer Liebeshöhle. Oh Gott!

„Diese Hotpants haben einen geteilten, offenen Schlitz."

Bevor ich wusste, wie mir geschah, ging sie wieder nach hinten und ich sah im Schatten an der Wand, wie sie ihren BH auszog. Sie warf ihn mir auf die Schulter, ich biss rein. Dieses Gefühl, sie um mich zu haben und sie nicht anfassen zu können, machte mich so scharf auf sie, dass ich nur noch vor Erregung stöhnen konnte. Sie küsste mich erneut und streichelte meine Brust. Ihre jetzt nackten Busen streichelten meinen Kopf. Sie glitt mit ihren Händen in meine Hose, sie hatte jetzt meinen steifen Schwanz in ihrer Hand und holte ihn raus. Der Arme hat schon drinnen so manche Träne vergossen und wollte raus. Sie ging wieder nach vorne, setze sich breitbeinig auf meinen Schoß, beugte sich zu mir und gab mir heiße Küsse auf meinen Mund, meinen Hals, meine Brust und ich hatte die ganze Zeit Blickkontakt zu ihren Brüsten und zur kleinen Hedda. Es war kaum auszuhalten. Sie spielte jetzt mit ihm, sie schob die Vorhaut zurück und kreiste mit ihren Fingern um die feuchte Eichel und massierte mit ihrem Daumen die Unterseite von ihr. Ich wurde vor Erregung ganz laut, es fühlte sich so mega gut an. Sie ließ los, kam mir näher und nahm schon meinen prallen Schwanz in sich auf.

„Oh Gott Hedda, fühlt sich das geil an!"

Sie beugte sich zu mir und befreite meine Hände, ich packte ihren Hintern, drückte ihn ganz fest an mich, stand mit ihr auf und brachte sie mit meinem Schwanz in ihr zu Bett. Sie hat den Tiger geweckt und entfesselt. Der musste jetzt raus und ich wurde wieder so wild. Wir genossen es in vollen Zügen. In solchen Momenten gibt es kein Halten mehr, sondern nur noch uns!

32. Haarige Angelegenheit

Wir versuchten unser normales Leben zu führen. Meines war wesentlich entspannter als Heddas. Sie macht im Moment eine schwere Zeit durch. Überstunden in der Klinik, sehr viel schwerer Stoff in der Uni und lernen, lernen, lernen. Sie hatte keine Zeit für nichts, auch ich kam viel zu kurz, aber ich habe die Herausforderung angenommen, ich wusste, worauf ich mich einlasse. Also hieß es von meiner Seite: Zähne zusammenbeißen und durch. Ich vermisste sie schrecklich. Ihr Lächeln, ihre Küsse, wie sie mich streichelte und mir interessante Sachen erzählte. Mir fehlten sogar ihre Schläge mit den Haaren nachts. Ich meine, sie hat wunderschöne Haare und ich liebe sie auch, aber sie lieben mich nicht. Da bin ich mir ganz sicher! Immer, wenn ich bei Hedda übernachte und sie wegen totaler Übermüdung einschläft, passiert es. Sie schlagen mich! Ich schwöre! Sie sind lang, fest und prachtvoll oder anders gesagt: Fest wie eine Peitsche. Sie schläft ein, ihr Kopf sinkt nach unten, ihre Kissen werden mal leicht und mal stark aus dem Bett befördert und dann hebt sie ihren Kopf und schmeißt schlafend ihre Haare in die entgegengesetzte Richtung. Das heißt in den meisten Fällen: Zu mir! Das erste Mal, als sie mich mir nichts dir nichts angriffen, kam komplett überraschend. Ich schlief gerade auf dem Rücken, atmete tief ein und da kamen sie auf mich zugeflogen, landeten wie eine Watsche auf meinem Gesicht. Ich erschrak und verschluckte mich an ihnen. Die Luft blieb mir weg und meine Augen traten hervor. Ich musste mir die Haare schnell aus meinem Rachen rausziehen, während ich mich fast übergab, setzte mich auf im Bett, schob die Übeltäter zur Seite und dachte mir nur noch: Was war das denn?

Um Hedda nicht aufzuwecken und andere Unfälle zu vermeiden habe ich ihr die Haare irgendwie zusammengeknotet und sie unter das letzte übrige Kissen geschoben. Ich drehte mich wieder frei atmend zur Seite und war gerade dabei einzuschlafen, als Hedda erneut einen Wurf mit ihren Haaren oder dem Kissen vornahm. Was auch immer zuerst aus dem Bett flog, Heddas Kopf folgte. Jetzt war sie wach und fragte sich: Was war das denn?

Ich schlief mit einem breiten Grinsen ein, aber das haben sich die Biester gemerkt.

Am nächsten Abend bat ich Hedda, ihre Haare zum Schlafen zu binden, sie schaute mich fragend an: „Magst du meine Haare nicht?"

„Doch doch, die sind bezaubernd, aber im Bett irgendwie überall und sie kitzeln mich."

Sie lächelte mich an und flocht sich einen Zopf. Ich fand das so süß. Ich nahm sie in meine Arme, sie kuschelte sich an mich und wir schliefen ein. Ich war mir sicher, dass diese Nacht keine Überraschungen für mich hatte, aber da habe ich die Rechnung ohne sie gemacht. Mitten in der Nacht peitschte sie mich mit ihrem Zopf wach und weil sie nicht auf Anhieb die perfekte Position gefunden hatte, kamen nochmal zwei. Ich wollte ausweichen, als es das dritte Mal auf mich zukam, vergaß aber, dass Heddas Bett an der Wand stand und setzte mich selber Schachmatt. Ich saß nun hellwach auf dem Bett, mein Schädel brummte, meine Lippen und mein linkes Auge taten mir weh und ich dachte nur noch: Womit zum Geier hat sie sie denn gebunden? Mit einem Draht?!

Ich habe mich nicht mehr getraut zu schlafen und überlegte mir schicke Kurzhaarfrisuren für Hedda. Ich meine: Die Frau ist schön, ihr würde alles stehen. Lange Haare, kurze Haare, gar keine Haare. Hauptsache, keine Schläge mehr.

Im Morgengrauen habe ich mir ein Kissen als Airbag auf das Gesicht gedrückt, mir einen kleinen Schlitz zum Atmen freigelassen und habe es gewagt, doch noch ein wenig zu schlafen.

Aber weil sie nicht da ist, vermisse ich sie so sehr, dass mir sogar die Angriffe von ihren Haaren willkommen wären. Hauptsache, wieder Zeit mit ihr verbringen. Ich hoffe, dass das nächste Wochenende unseres wird, aber am Donnerstag schrieb Hedda.

Noa, ich bin verzweifelt, ich hänge zeitig mit allem so entsetzlich nach. Ich habe für nichts Zeit. Ich ernähre mich nur noch von Junkfood und meine Wohnung sieht schlimm aus, mein Kühlschrank ist leer und der Boden dagegen voll mit meiner Dreckwäsche, leeren Flaschen und meinem Lernzeug. Ich komme mir vor wie in einer Höhle. Ich bin hier nur zum Schlafen, Duschen und Lernen. Ich vermisse dich so schrecklich, dass es schon wehtut. Aber ich habe gar keine Zeit. Ich glaube, dass wir uns dieses Wochenende auch nicht sehen werden. ES TUT MIR SEHR LEID! Es gibt hier eine neue Lerngruppe für Mathe, Physik und Chemie. Das sind alles meine Problemfächer. Ich habe mit denen schon was Festes ausgemacht. Schatz, bitte bitte bitte sei mir nicht böse, aber alleine komme ich hier niemals durch. Bin zu blöd dafür. Ich liebe dich!

Ich las die Zeilen und wurde mit jedem Wort ein Stück trauriger. Ich vermisse sie auch schon schmerzhaft. Ich dachte: Na gut Noa, dann machst du halt etwas mit deiner Familie oder deinen Freunden, schließlich hast du ja welche. Aber ehrlich gesagt, wollte ich von ihnen niemanden sehen. Nur Hedda. Mir fiel ein, dass ich doch ihren Schlüssel und die Erlaubnis habe, immer zu ihr zu kommen, wann ich es will. Ich habe Zeit, zwei gesunde Hände und mega Sehnsucht nach meiner Hedda! Also ab nach München.

33. Noa, Heddas Hilfsengel

Ich packte ein paar Sachen zusammen, fuhr Lebensmittel einkaufen, damit der Kühlschrank wieder gefüttert werden kann und besorgte auch das Zeug, was sie beim Wäschewaschen hernahm. Ich dachte: Ich helfe ihr ein bisschen, sie kann lernen und wir die Zeit danach für uns nutzen, die für aufräumen und putzen draufgegangen wären.

Wie man abwäscht, einen Staubsauger und eine Waschmaschine benutzt, weiß ich doch. Das Fahren zu Hedda hatte sich immer schön angefühlt. Manchmal hatte ich das Gefühl, zu ihr zu fliegen. Mein Herz pochte, ein breites Grinsen machte sich auf meinem Gesicht zum Dauergast und der kleine Noa weinte vor Freude.

Ich kam bei Hedda an, sie war, wie sie mir schrieb, nicht da. Ich öffnete die Tür und sah das Chaos. Sie hat wirklich nicht übertrieben. Überall lag etwas: Wäsche, Flaschen, Bücher, Notizen und Schuhe. Jede Menge Schuhe. Ich musste lachen. Ein Déjà-vu, genauso hat der Boden in Heddas Zimmer ausgesehen, als ich ihn das erste Mal betreten habe. Ab da wusste ich, dass ich die Frau für mich erobern und lieben möchte. Dass sie die Eine ist, die meine Eine. Da fing mein richtiges Leben an.

Und obwohl ich mitten in ihrer Unordnung stand, musste ich lachen und war glücklich. Ich ging erst zum Kühlschrank und räumte alles hinein, was dort hingehörte. Die restlichen Sachen habe ich in Schränken untergebracht und mich dann auf Erkundungstour in der kleinen Wohnung begeben, schaute mir alles an, machte Vorhänge und Fenster auf und fing an, das überall herumstehende Geschirr einzusammeln. Ich brachte es in die Küche, ließ Wasser in das Spülbecken laufen und weichte es zuerst ein. Dann nahm ich einen Müllsack und sammelte alle fast leeren und leeren Flaschen ein. Wenn es so weiter geht, werde ich ja noch reich. Dann war die Wäsche an der Reihe. Ich holte den Wäschekorb, packte alles rein, entleerte ihn einmal, kam an meine Sammelstelle zurück und kämpfte mich bis zum bitteren Ende durch. Ich marschierte mit meiner Beute ins Bad, schüttete alles auf einen Haufen und fing damit an, es zu sortieren. Ein Haufen mit Jeans, ein anderer Wolle und Buntwäsche und ein Haufen mit dunkler Wäsche. Ich füllte die Waschmaschine und ließ die erste Ladung laufen.

Dann ging ich in die Küche, wusch die eingeweichten Sachen ab, wechselte das Wasser und weichte die nächsten Teller ein. Ich nahm den Müllsack und brachte ihn runter. Als ich das zweite Mal die Wohnung betrat, war es nicht mehr so schlimm. Jetzt nur noch die Schuhe und das Lernzeug aufräumen. Leichter gesagt als getan. Wohin mit den ganzen Schuhen? Das kleine Miniregal kann die nie im Leben alle aufnehmen. Na ja egal, dann staple ich sie einfach. Ich stapelte sie aufeinander und dachte: Sie braucht ein ordentliches Regal für ihre Babys. Sie liebt Schuhe und ich liebe sie. Mal schauen, was der Tag noch so mit sich bringt.

Ich ging zu ihren Lernsachen, die ebenso total verstreut waren, hatte aber Angst, hier irgendetwas durcheinanderzubringen. Schließlich lernt sie so viel und das nach ihrem eigenen System. Ich nahm ihren Dekokram von der Kommode, wischte die Oberfläche ab und platzierte ihre Sachen so, wie sie es liegen gelassen hat.

Die Waschmaschine rief mich mit ihrem Piepgeräusch, ich holte die Wäsche raus, belud sie nochmal, gab Pulver und Weichspüler dazu, drückte das Knöpfchen und Heddas Unterwäsche und ihre Socken nahmen ein reinigendes Bad. Ich hing die erste Wäsche auf und widmete mich wieder dem eingeweichten Abwasch.

So, jetzt nur noch staubsaugen, dann sieht es wieder gut und gemütlich aus. Ich holte den Staubsauger und legte los.

Der schrie so laut, als ob er rufen wollte „Endlich benutzt mich wieder jemand!" Nach einer halben Stunde Gebrülle des Staubsaugers war ich fertig.

Die zweite Wäsche wurde fertig, also nochmal ins Bad und alles von vorne: Eine Wäsche raus, die letzte Wäsche rein, Pulver und Weichspüler drauf und los. Ich ging in den Wohnzimmerbereich und überlegte mir, wo ich die zweite Wäschespinne aufstellen kann, als ich Heddas Schlüssel im Türschloss hörte.

Mein Herz klimperte im Einklang mit ihrem Schlüssel. Oh Gott, ich habe sie schon so vermisst und jetzt ist sie endlich da! Meine Hedda, meine wunderschöne Hedda!

Die Tür ging auf und Hedda stürmte, voll mit Tüten beladen, hinein. Sie trug so viele Sachen, auch vor ihrem Gesicht, dass ich ihr gar nicht auffiel. Sie ging schnurstracks in die Küche und bemerkte, dass die Oberflächen sauber waren. Sie stellte die Tüten ab, schaute sich kurz um und sah mich.

Sie schrie mit dem süßestem Lächeln: „Noa, oh Noa! Ich habe dich so vermisst! Ich habe es mir doch anders überlegt. Jetzt war ich Lebensmittel einkaufen und wollte dir schreiben, dass du doch kommen sollst. Ich vermisse dich so und will unbedingt Zeit mit dir verbringen, auch wenn es nur paar Stunden sind!"

Ach meine Hedda, weswegen bin ich jetzt wohl hier? Weil ich putzen wollte? Na ja, irgendwie nicht. Sie lief in meine Arme, drückte sich fest an mich und küsste mich. Ich war wieder so glücklich! Alleine für diese zwei Minuten hätte sich mein Besuch gelohnt. Sie schaute sich nochmal um und erst jetzt fiel ihr auf, dass alles sauber war und ich gerade dabei war, ihre Wäsche aufzuhängen.

Sie fragte: „Du hast meine Wäsche gewaschen?"

Ich schaute sich lächelnd an und nickte. Ihre Augen wurden größer und die Mundwinkel wanderten nach oben, während sie sich umsah.

Sie fragte weiter: „Du hast hier aufgeräumt?"

Ich lächelte und nickte weiter. Ach, weiß die Frau denn gar nichts, ich hätte ihr ein neues Haus gebaut, wenn sie es gebraucht hätte.

Sie sagte seufzend und mit Tränen in den Augen: „Oh Noa, ich liebe dich!"

Und drückte sich an meine Brust. Ich konnte nur total gerührt antworten: „Ich dich auch!"

Es fühlte sich so schön an, dass sie wieder in meinen Armen war. Dass wir wieder Zeit für uns haben.

Sie küsste mich erneut und sagte: „Ich habe Lebensmittel eingekauft, der Kühlschrank war komplett leer und ich dachte, dass ich was für uns koche. Mein ursprünglicher Plan sah so aus, dass ich dir schreibe, dass du doch kommen sollst. Dann wollte ich, während du zu mir fährst, hier aufräumen und kochen. Aber mein Noa hat hier schon meine Unordnung beseitigt. Also koche ich uns jetzt was, wir essen und können den Abend zusammen verbringen, was hältst du davon?"

„Bin dabei, aber ich habe den Kühlschrank auch schon gefüttert."

Ich lachte, sie ging in die Küche und ich hörte: „Waaaas?" Sie öffnete ihn und musste lachen. Vorher leer und jetzt fast alles doppelt. Ich sagte doch, dass ich das Ass bin, wenn es das Einkaufen betrifft. Ich ging zu ihr, wir lachten, küssten uns und stapelten und stopften gemeinsam den Kühlschrank voll.

„Danach hänge ich deine Wäsche fertig auf und du kannst kochen."

Sie schaute mich verlegen an: „Ja, und nur, dass du es weißt. Du bist soo süß, du kannst meine Gedanken lesen.

Du kaufst ein, räumst auf und wäschst meine Wäsche. Noa, du bist perfekt. Ich denke, jede Frau braucht einen Noa."

Ihre Worte liefen runter wie Öl. Es tat gut, zu hören, dass sie es schätzt und mich vermisst wie ich sie. Sie redete weiter und ich hing ihre Wäsche auf, aber mit jedem weiterem BH und Höschen verschwanden ihre Wörter. Dafür aber schrie der kleine Noa „Ich muss hier raus! Lass mich raus, es ist nicht mehr lustig! Alter, ist das dein Ernst?! Ich halte es nicht mehr aus!"

Ich habe seine Sorgen schon verstanden, aber sie wollte für uns Kochen und wir haben den ganzen Abend für uns. Ich möchte sie mit Genuss und Zeit lieben, ich möchte sie so richtig genießen und so richtig genießen lassen, also Klappe da unten!

Mann, wir Männer sind manchmal echt bestraft mit so einem lästigen, blinden, tauben, aber sehr hartnäckigen Glatzkopf, der mental jedoch sehr laut schreien kann und der seinen egoistischen Willen permanent durchzusetzen versucht. Aber ich muss ihm schon recht geben, es ist schon verdammt schwer, ihre Unterwäsche in aller Ruhe aufzuhängen, ihre süße Stimme in meinen Ohren zu haben, sie vor meinen Augen zu sehen und zu warten. Oh Gott, wieso macht sie nicht einfach eine Instant-Suppe? Ich habe jetzt ehrlich gesagt eh keinen Hunger auf Essen. Nur auf sie! Auf meine Hedda. Ich will mit ihr die Unterwäsche-Küchentheke-Liebe machen.

Ich hing monoton Heddas Schlüpfer auf und versank in den süßesten Gedanken, als mich Heddas warme Hände von hinten über meinen Rücken nach vorne zu meiner breiten Brust streichelten. Sie schob mir mein Shirt Zentimeter für Zentimeter weiter hoch und küsste leicht meine langsam textilfreie Haut. Es fühlte sich so gut an. Sie musste das gleiche Verlangen nach mir verspürt haben wie ich nach ihr. Ich lehnte meinen Kopf nach hinten, genoss ihre Küsse auf meinem Rücken und ihre wandernden Hände auf meinem Oberkörper. Diese befanden sich nun auf dem Weg nach unten, es fühlte sich heiß an, aber sachte! Ich will sie auch berühren. Ich will meine Hedda auch streicheln, küssen und verwöhnen. Ich nahm ihre Hände, drehte mich zu ihr, sah sie an, nahm ihr wunderschönes Gesicht in meine Hände und küsste ihre weiche, süße Lippen. Sie öffnete ihren Mund und unsere Zungen begegneten sich. Unsere Hände spazierten auf unseren Körpern entlang, wir atmeten immer intensiver, es wurde immer heißer. Es roch nach Essen, nach frisch gewaschener Wäsche, aber vor allem roch es nach Liebe. Sie nahm mich an die Hand und führte mich ins Schlafzimmer. Es waren nur paar Schritte, aber selbst die waren mit Liebe und Erotik geladen. Wir zogen uns gegenseitig langsam aus, streichelten und küssten uns dabei. Als ich zu ihr fuhr, waren meine Gedanken voll mit explosiver und wilder Erotik, aber jetzt war es wunderschöne, majestätische und vertraute Liebe. Jeder Zentimeter ihrer Haut wird von mir geliebt und ist mir so vertraut. Sie legte sich auf das Bett und zog mich gleich zu sich. Wir küssten uns so leidenschaftlich wie nie zuvor. Sie flüsterte in mein Ohr: „Noa, ich liebe dich. Liebe mich, ich will jetzt deine sein!"

Was so ein paar Worte mit einem Mann machen können, wenn sie von der richtigen Frau im richtigen Moment ausgesprochen werden. Sie hob ihr Becken zu meinem und ich drang in sie ein. Oh Gott, fühlt sich das gut an. Unsere Körper bewegten sich in der Melodie der Liebe. Unsere Herzen pochten im Einklang, unsere Finger flochten ineinander. Ich fühlte, wie Hedda zuckte und zitterte unter mir. Ich musste mich zügeln, dass meine Prinzessin den Himmel erreicht. Sie erlöste mich aus meinem Zügeln mit einem süßen Schrei der Vollkommenheit. Ich liebe es, wenn sie kommt. Ich folge ihr. Wir lagen noch da, heiß und göttlich erschöpft, ein vollkommener Moment. Ich kann mich nicht erinnern, mich jemals in meinem Leben so gefühlt zu haben wie jetzt mit Hedda.

Sie drückte mich an sich, küsste mich mit kleinen Küssen im Gesicht, auf Hals und Brust, streichelte meine Haare und sagte: „Ich hätte nie gedacht, dass ich mich mit jemandem so wohlfühlen könnte. Ich hielt das immer für kitschiges, übertriebenes Romangehabe, aber mit dir fühle ich mich tatsächlich so. Ich hätte es nicht länger ohne dich ausgehalten. Ich habe dich so vermisst!"

Ich musste lachen. Sie konnte von Anfang an meine Gedanken lesen und sprach dann aus, was ich gerade fühlte. Das ist faszinierend, einfach einmalig und perfekt.

„Ich auch, ich wollte mich anderweitig beschäftigen, aber ich konnte niemand anderen sehen. Nur dich! Also dachte ich, dass ich herkomme und dir ein wenig helfe. Danach können wir die Zeit zusammen verbringen. Lieber wenig Zeit mit dir als viel ohne dich"

Hedda flüsterte küssend: „Das hast du richtig erkannt und entschieden. Ich muss zwar lernen, aber jedes Mal, wenn ich meine Bücher aufschlage und anfangen will zu lernen, habe ich dein Gesicht vor meinen Augen. Ich will dann nichts mehr von Medikamenten und deren Zusammensetzung wissen, ich will dann nur noch zu dir. Es fällt mir wahnsinnig schwer, mich zu konzentrieren."

Sie wollte weitererzählen, aber ein komischer Duft machte sich in der Wohnung breit. Hedda schubste mich zur Seite, sprang aus dem Bett und lief „Neeein"-schreiend in die Küche. Egal, was sie da für uns vorbereitet hatte, dem Geruch nach ist es hin. Ein wunderschöner Gedanke. Wir sind uns noch ähnlicher, als ich mir dachte.

Ich hörte Hedda rufen: „Noa, wir müssen uns was zum Essen holen, uns was liefern lassen oder essen gehen. Ich habe es bis zur Unkenntlichkeit verbrutzelt."

34. Interessantes Wissen und Halbwissen von Frauen über Männer

Weil Heddas Wohnung dringend Frischluft brauchte und ein paar Dinge noch dringender in den Hauptmüll wandern müssten, beschlossen wir, essen zu gehen. Wir zogen uns an, machten unsere Haare zurecht, rissen alle Fenster auf, nahmen den noch qualmenden Müll mit und verließen die Wohnung. Hedda war sehr resolut. Sie schmiss alles in den Müll, das Essen samt der Pfanne. Ich gab keinen Kommentar, stellte aber fest: Wir haben aber vieeele Gemeinsamkeiten. Es war so schön mit Hedda Hand in Hand durch ihr Viertel zu gehen. Mir gefiel unser Spiegelbild in den Schaufenstern und obwohl ich kein Großstadtmensch bin, gefiel es mir hier mit ihr. Wir gingen in ein kleines Lokal, wo wir gleich einen Tisch für zwei bekamen und orderten unser Essen. Während wir warteten, fragte mich Hedda nach Lisa und wie es ihr mit Jan ginge.

Ich schaute fragend zurück: „Wieso?"

„Na, weil Lisa irgendwie nicht weiß, wo sie bei ihm steht."

„Wie meinst du das? Ich sehe die zwei in der Arbeit, sie reden, sie lachen und machen sogar kleine Späße miteinander. Ich dachte, dass es bei ihnen gut liefe."

„Na ja, sie hatten ein erstes Date, welches laut Lisa sehr gut verlaufen ist. Aber danach kam nichts mehr."

„Mhm, da brauche ich mehr Einzelheiten. Hat er sie angesprochen und eingeladen oder war es umgekehrt?"

„Er hat sie eingeladen." Hedda nahm einen Schluck und sprach weiter. „Erst haben sie damit angefangen, in der Arbeit miteinander zu reden, dann verbrachten sie öfter die Pausen miteinander, dann hat er sie irgendwann nach ihrer Nummer gefragt, woraufhin sie gleich geschrieben haben und ein Date ausmachten. Sie hat sich gefreut und weil er nicht bis zur nächsten Freischicht warten wollte, haben sie sich unter der Woche auf ein klassisches Date getroffen. Sie gingen erst zusammen essen und wollten anschließend ins Kino. Das haben sie aber nicht gemacht, weil sie sich so gut unterhalten konnten und die nächste Vorstellung schon viel zu spät wäre. Also gingen sie noch kurz spazieren. Er hat sie dann zu ihrem Auto gebracht und sie das erste Mal geküsst. Ganz vorsichtig und zart, aber das zweite Mal schon stürmischer. Dann ist er komplett in die Vollen gegangen. Er hat sie am Busen und am Arsch angepackt und sie dachte, dass er gleich mehr will. Sie hat ihn schon zurückgehalten und sagte: ,Wowowo! Nicht so schnell!' Er hat sich dann bei ihr entschuldigt, antwortete mit ,Sorry, aber du bist so süß.', küsste sie mit einem kleinen, zarten Abschiedskuss auf die Wange und beide sind nach Hause gefahren. Und seitdem hat er sie nicht mehr nach einem Date gefragt. Sie reden, lachen, schreiben unverbindlich, aber es kommt nicht sowas wie ,Lass uns treffen.' Und sie weiß nicht, was sie da jetzt machen soll. Sie mag ihn und er gefällt ihr, aber irgendwie fragt er sie nicht mehr."

Während Heddas Monolog habe ich schon das halbe Glas ausgetrunken und mich auf sie fixiert.

„Mhm, ich würde mal sagen, dass sie nun am Zug ist. Sie hat ihn ausgebremst. Also, dass die beiden sich mögen, das sieht man. Ich sehe sie ja in der Arbeit und sie sind süß miteinander. Er hat die ersten Schritte gemacht und dann sagte sie STOPP. Jetzt muss sie GO sagen, dass sie wieder in die Gänge kommen. Dann zeigt sie ihm, dass sie doch Interesse an ihm hat und mit ihm Zeit verbringen möchte und dann wird es schon wieder laufen. Du sagtest ja, dass sie gemeinsam ins Kino wollten. Das waren sie aber nicht. Um die Stimmung jetzt wieder aufzuladen, sollte sie ihn ins Kino einladen und ihm einen Abschiedskuss geben. Ich meine, er hat sie beim ersten Date gleich drei Mal geküsst und wollte nicht damit aufhören, was bedeutet, dass sie ihm gefällt und schmeckt. Sie muss ihm einfach nur ‚Du mir auch' zeigen. Dann läuft's."

Hedda schaute mich verblüfft an, das Essen kam, es hat lecker ausgesehen und super geduftet. Ich freute mich, weil ich schon richtig Hunger hatte. Wir fingen mit dem Essen an, es schmeckte auch wie es aussah und roch.

Hedda meinte: „Sehr gut, das Essen hier, wir müssen uns dieses Lokal merken."

Ich mampfte und nickte.

Nach ein paar Happen fragte mich Hedda erneut. „Und du denkst wirklich, dass es so schnell wieder läuft bei denen."

„Ja klar, die sind sich beide sympatico. Männer sind nicht so kompliziert. Entweder sie gefällt dir und passt, oder nicht. Und bei den beiden passt es."

Sie aß, schaute mich weiter an und fing an zu murmeln: „Ich glaube ich muss dich mehr nach solchen Sachen fragen, wenn das jetzt funktionieren sollte. Warte! Ich wage ein Experiment. Lisa hat jetzt, wie du und Jan auch, frei. Also schreibe ihr ihr, dass sie sich aus ihrem Schatten lösen und ihn ins Kino einladen soll. Und wenn es schief geht, sage ich dir, dass du es mir gesagt hast."

Ich musste lachen. Frauen, immer voller komplizierter Gedanken. So ganz nach dem Motto – Wieso einfach, wenn es auch kompliziert geht. Ich sagte nur „O. K."

Hedda entschuldige sich, nahm ihr Handy aus der Tasche und tippte eine ewig lange Nachricht an Lisa. Ich war schon mit dem Essen fertig und dachte: Wenn ich es ihr schreiben würde, wären es nur drei Worte: LAD IHN EIN.

So, jetzt war Hedda auch mit ihrem Wegweiserroman fertig und meinte: „Ich habe ihr kurz erklärt, wie sie es machen soll. Mal sehen, was dabei rauskommt. Ob die Männer wirklich so einfach sind."

Sie aß ihre Portion auf und verriet, dass sie sich morgen um zehn Uhr mit ihrer Lerngruppe treffen wird und sie bis 17 oder 18 Uhr lernen wollen. Es würde ihr helfen, alles viel besser zu verstehen. Sie bedauert, dass sie nicht viel Zeit für mich hat.

Ich antwortete direkt: „Hedda, du hast mir schon damals in unserem Zaubergarten gesagt, dass das jetzt dein Ziel ist und ich dich öfter lernend vorfinden werde. Ich freue mich, dass wir heute ein wenig Zeit zusammen hatten."

Ich schlug ihr vor, dass ich heute noch bei ihr übernachten würde und dann bei ihr ausschlafen könnte, weil ich dann zur Nachtschicht müsse.

Sie erwiderte: „Genauso habe ich mir das auch gedacht."

Ich musste sie küssen. Ich liebe es, wenn sie meine Gedanken ausspricht. Wir waren fertig mit dem Essen, ich zahlte, wir bedankten uns und gingen hinaus.

Hedda schlug vor: „Wie wäre es nun mit einem kleinen Spaziergang. Der Abend ist schön und auf der gegenüberliegenden Seite ist ein kleiner Park."

Ich nahm ihre Hand in meine, gab ihr einen kleinen Kuss und flüsterte: „Okay, lass uns spazieren gehen."

Wir überquerten die Straße, als Heddas Handy piepte. Sie schaute nach, las die Nachricht, schaute mich mit großen Augen an, lachte und jubelte: „Lisas Einladung kam bei Jan sehr gut an. Die treffen sich heute noch, in nicht einmal zwei Stunden."

Ich zog meine Schulter hoch, schaute sie frech an und hickste: „Sag ich doch."

Hedda schüttelte ihren Kopf und redete dabei: „Das kann doch nicht sein, dass das wirklich so einfach ist. Also Mr. Besserwisser, dann klär mich auf."

Ich schaute sie an und das Grinsen verging mir. Was will sie jetzt wohl wissen? Werde ich jetzt auf Herz und Nieren überprüft? Ich habe kein Problem damit, über generelle Mann-Frau-Sachen zu reden. Ich mag nur die spezifischen, auf mich bezogenen Sachen nicht. Da muss ich mich immer meiner Vergangenheit stellen und davor habe ich Angst. Also nicht direkt Angst, es ist halt nur so, dass mir Heddas Meinung und wie sie mich sieht und wahrnimmt, das Wichtigste ist. Und wenn sie mich was fragt, was mich in ein schlechtes Licht rückt, dann wird sie eventuell schlecht von mir denken und das möchte ich nicht. Manchmal habe ich das Gefühl, zu viel Vergangenheit für eine schöne Zukunft mit ihr zu bringen.

Hedda sah zu mir rüber und kuschelte sich an mich.

„Wieso bist du so ruhig und so ernst? Ich will dich nicht nach deinen Sünden fragen. Ich interessiere mich für das gängige, männliche Verhaltensmuster, was uns Frauen betrifft. Du lagst bei Lisa und Jan richtig und du hast Erfahrung. Schatz, ich weiß, dass du eine bewegte Vergangenheit hast, aber das war vor meiner Zeit und hat dich wahrscheinlich zu dem gemacht, der du heute bist. Mein Mann, mein Noa."

Sie blieb stehen, nahm mein Gesicht in ihre Hand, zog mich zu sich und küsste mich. Oh Gott, sie ist wunderbar, ich liebe sie. Mit ihren paar Worten riss sie mich aus meine Angst, sagte, dass sie mich liebt und küsste mich göttlich. Ich war bereit für ihr Verhör.

„Also gut, leg los. Was möchtest du wissen?"

Wir kamen an einer Parkbank vorbei und die Laternen leuchteten schon.

„Lass uns kurz hinsetzen."

Wie setzten uns und sie fragte mich ganz ernst: „Wieso rufen die Männer nicht an, wenn sie die Nummer einer Frau haben?"

„Das kommt drauf an, wer wem die Nummer abgeluchst hat."

„Ist das heutzutage nicht egal?"

„Nein."

„Wieso?"

„Wir sind Männer, wir jagen gerne und wollen uns unsere Beute aussuchen, uns anpirschen und uns ein paar Szenarien ausdenken, wie wir sie erobern sollen und sie erst dann ansprechen. Wenn uns dann gefällt, was wir sehen und hören, dann bitten wir sie um ihre Nummer. Wenn wir diese bekommen, rufen wir auch an. Je besser sie uns gefällt, desto schneller wird sie auch angerufen."

„Aha und wenn sie nicht angerufen wird?"

„Dann hat sie höchstwahrscheinlich ihn angesprochen. Er hat aus Höflichkeit mit ihr geredet und sie hat ihm ihre Nummer gegeben, ohne, dass er wirkliches Interesse hat. Deswegen ruft er auch nicht an."

Hedda seufzend: „Aber er kann doch sagen, dass er nichts von ihr will."

„Ach Süße, du kannst dir nicht vorstellen, wie oft ich früher arrogantes Arschloch genannt worden bin. Mir macht das nichts aus, aber das ist nicht so einfach. Die meisten Männer haben Angst vor Frauen und du willst sie nicht verletzen, also sagen die wenigsten sowas wie ‚Nein danke, kein Interesse.', obwohl sie genau das fühlen. Sie fürchten aber die Konfrontation, weil sie vielleicht laut oder beleidigend wird. Also lieber lächeln und auf GTKK hoffen."

Sie hörte mir aufmerksam zu und schaute mich bei jedem Wort an: „Was ist GTKK?"

Ich übersetzte: „Gedächtnisverlust-Tot-Koma oder Knast."

Hedda riss ihre Augen auf und quetschte heraus: „Waaass?!"

„Ja dann muss sich keiner bei keinem melden."

Sie schüttelte erneut ihren Kopf und murmelte: „Das kann doch nicht wahr sein."

Ich fiel ihr ins Wort: „Aber wenn er sie gefragt hat, dann hat sie ihm gefallen. In diesen Fällen wird sie immer angerufen und wir Männer warten auch nicht lange. Ich meine, dass unser Instinkt uns sagt: Sie gefällt dir, du musst am Ball bleiben und in ihrem Gedächtnis. Jede Stunde, in der du dich nicht meldest, ist eine potenzielle Zeit, in der sie von jemand anderem angesprochen werden kann und du kannst dein Mädchen verlieren und die Chance, sie kennenzulernen."

Sie schaute mich schweigend an, man konnte ihr das Entsetzen im Gesicht ablesen, aber dann huschte ihr ein kleines Lächeln über das hübsche Gesicht.

„Ach, deswegen hast du mir deine Nachricht mitten in der Nacht geschickt. Ich dachte, dass jemand verunglückt oder gestorben sei."

Sie lachte und ich erinnerte mich schmerzhaft an diese Zeit zurück und versuchte sehr authentisch zu antworten.

„Ja genau. Deswegen."

Meine Hedda schaute mich an, warf ihre Beine seitlich auf mein rechtes Bein, kuschelte sich an mich, sah mir tief in meine Augen und wollte neugierig wissen: „Wurdest du früher oft angesprochen?"

Ich nickte bejahend.

„Und heute?"

„Es kommt vor, aber ich werde lieber als arrogantes Arschloch bezeichnet und habe dann meine Ruhe, in der ich aber weiß, was ich habe und zu wem ich gehöre, anstatt mir irgendeinen Ärger einzuhandeln. Ich gehöre zu dir und ich liebe dich."

Sie stand kurz auf, setze sich auf meinen Schoß mit dem Gesicht zu mir, schaute mich an und fragte ernsthaft: „Noa, wieso ich? Wieso liebst du mich? Wie kann ich mir sicher sein, dass ich für dich die Richtige bin?"

Ich erwiderte ihren Blick, drückte sie an mich und flüsterte: „Es gibt für mich keine danach. Du bist meine eine, mein Leben. Wenn ich zu dir sage, dass ich dich liebe, dann ist das einfach nur Liebe. Ohne Wenns und Abers oder Weils. Das ist einfach bedingungslose Liebe. Weißt du, wenn früher eine Beziehung von mir in die Brüche gegangen ist, tat es mir leid, manchmal auch weh, aber ich wusste, dass es immer eine danach geben wird, weil das Leben weiter geht. Und du bist die Einzige, bei der ich aus tiefstem Herzen weiß, dass es danach keine Weitere geben wird. Alles, was ich denke, fühle, plane, mache, hat mit dir zu tun. Mir kommt es so vor, dass ich erst mit dir angefangen habe zu leben. Alles davor war, wie man es nicht machen soll. Das jetzt mit dir fühlt sich richtig an. Ich weiß, dass wir es nicht leicht haben. Du bist die erste Frau, für die ich putze, ihre Wäsche wasche und mich komplett nach ihr richte. Ich erkenne mich selber nicht wieder. Ich bin so weich geworden, aber es macht mir nichts aus, weil du für mich das Wichtigste bist und die Zeit mit dir ist wunderschön. Ich möchte für immer mit dir zusammen bleiben. Und zwar mein Leben lang und das Leben mit dir leben und genießen."

Ich wollte noch weiterreden, aber Hedda legte ihren Finger auf meinen Mund, glitt mit der Hand zu meinen Haaren und küsste mich. So zärtlich und leidenschaftlich zugleich. Sie hörte sie kurz auf und flüsterte „Ich liebe dich" und küsste mich weiter.

Es ist so schön mit ihr. Wir standen auf, es ist schon ganz dunkel und kalt geworden. Wir gingen zurück zu Hedda. Als wir bei ihr ankamen, mussten wir alle Fenster schließen, weil die Wohnung total ausgekühlt war. Der verbrannte Mief war aber restlos ausgezogen. Wir legten uns ins Bett, kuschelten miteinander und in diesem kalten Zimmer wurde es wieder heiß. Ich liebe Hedda und ich liebe es, sie zu lieben. Sie zu verwöhnen und sie Zentimeter für Zentimeter zu genießen. Ich bin verrückt nach ihr. Ich liebe es, wenn sie sich am Ende an mich festkrallt und dann starr wird und wie wir dann beide innig umarmt zusammen einschlafen.

35. Ein bisschen Ordnung muss her

Die Nacht war ruhig und erholsam und Hedda machte sich mir zu Liebe einen Dutt. Also wurde ich nachts nicht überfallen und verprügelt. Wir schliefen aus, wachten gemeinsam auf und kuschelten noch ein bisschen. Dann sagte sie mit ihrer süßen Morgenstimme: „Schatz, ich gehe jetzt duschen, dann mache ich Frühstück und du kannst nach mir duschen gehen."

„Ja, o. k."

Aber der kleine Noa fühlte sich so schmutzig. Er wollte auch JETZT duschen und nicht danach. Wenn er anfängt, mental zu schreiben, ist es nicht mehr lustig. Ich dachte auch: Ich könnte der Hedda doch helfen beim Rückenwaschen. Und sie hat so lange Haare. Also ging ich meiner standhaften Route nach und huschte für ein Weilchen unter die Dusche zu Hedda. Ach, der Guten-Morgen-Sex ist schon eine herrliche Sache.

Wir sind sauber und zufrieden, aber verdammt hungrig. Sie sagte: „Ich mache uns eine ordentliche Pfanne mit Rührei", gefolgt von dem Satz: „Verdammt, ich habe ja keine Pfanne mehr."

Sie schaute mich enttäuscht an. Anscheinend hat sie richtig Lust auf Rührei. Na, mal sehen. Ich guckte in den Schrank, holte einen großen Topf heraus.

„Wer sagt, dass sie in einer Pfanne gemacht werden müssen. So geht's auch."

Sie lächelte, küsste mich beim Vorbeigehen, holte eine Schüssel und haute alle Eier aus der Packung hinein. Ein bisschen Milch und Gewürze dazu, den Topf auf den Herd und los. Ich machte währenddessen den Kaffee, holte das Brot, ein paar Dinge aus dem Kühlschrank und wir aßen unser königliches Frühstück mit den Rühreiern aus dem Topf. Die waren köstlich.

Hedda schaute auf die Uhr und rief entsetzt: „Oh Gott, es ist schon so spät, ich muss mich beeilen! Wie mache ich das jetzt!? Mit dem Auto würde es gehen, aber da gibt es so gut wie keine Parkplätze. Mit dem Rad oder mit der U-Bahn komme ich zu spät. Ach, ich schreibe denen einfach, dass ich mich verspäte."

Sie zückte ihr Handy und wollte mit dem Tippen beginnen, als ich ihr vorschlug, sie rüberzufahren. Sie sprang auf, rief „Oder so!", küsste mich und verschwand im Schlafzimmer. Sie zog sich an und machte sich fertig und ich kratzte noch die restlichen Eier aus dem Topfboden. Plötzlich stand sie total fix und fertig vor mir.

Ich dachte mir nur: Das ging ja flott.

Hedda musterte mich und fragte: „Mhm, willst du so fahren? Ich will mich ja nicht beschweren, aber ich glaube, dass das so nicht erlaubt ist."

Ich musste lachen, stand auf, ging schnell ins Schlafzimmer, hüpfte in meine Hose, zog mir ein Shirt an, schlüpfte in meine Sneakers, schnappte meinen Geldbeutel samt Schlüssel und Handy und marschierte aus Heddas Wohnung. Früher hätte ich mich nie so aus dem Haus getraut. Ich habe mich nicht einmal gekämmt. Mann, diese Frau geht vor allem. Sogar vor meiner Schönheit und die war mir früher noch heilig. Wir liefen zum Auto, setzen uns hinein, Hedda navigierte mich und ich fuhr nach ihren Anweisungen. Manchmal schneller als erlaubt, aber was soll's? Sie möchte immerhin pünktlich ankommen. Sie meinte, dass ich so lange wie ich möchte in unserer Wohnung bleiben könnte. Ich liebe es, wenn sie das sagt. Aber wenn ich doch vor ihrer Rückkehr fahren muss, dann soll ich ihr schreiben. Wir kamen an, ich sagte nur „O. K.", drückte sie an mich und küsste sie. Sie sprang aus dem Wagen und lief beladen mit ihren Büchern zu ihrem Lerntreffen. Ich folgte ihr mit meinen Augen. Ein wunderschöner Anblick.

So, jetzt muss ich zurückfahren. Aber hier kann ich nicht wenden, es ist eine Einbahnstraße. Na ja egal, ich werde hier schon hinausfinden. Ich fuhr ein wenig rum und mir fielen die IKEA-Schilder auf. Ich dachte mir: Ich sitze jetzt im Auto, ich habe Zeit, Hedda ist ein paar Stunden nicht da und die Frau braucht eindeutig ein Schuhregal. Ich könnte ja mal sehen. Also gut, dann fahre ich mal zu IKEA. Am Parkplatz angekommen, blickte ich kurz in meinen Rückspiegel und erschrak! Oh mein Gott, meine Haare! Ich habe Locken. Egal, ich versuche dieses Problem männlich zu lösen. Einmal ordentlich in die Hände gespuckt, versuchte ich das zerzauste Etwas zu bändigen. Na ja, halbwegs gelungen. Ach was soll's, hier kennt mich eh keiner. Also raus aus dem Auto. Ich schnappte mir einen Wagen und ging hinein. Verdammt ist hier viel los. Wo haben die hier Regale? Oh, da! Ich ging hin und sah mir ein paar an, bis ich ein Passendes fand. Noch ein kleines zum Hinhängen? Ja, das nehme ich auch. Ich wollte schon zur Kasse gehen, aber da fiel mir ein, dass Hedda auch noch eine Pfanne braucht. Oder zwei? Man weiß ja nie. Also ging ich zu dem Küchenschnickschnack und nahm zwei Pfannen, doppelbeschichtet. Die sehen gut aus und werden schon ihren Zweck erfüllen. Ich schaute mich noch ein wenig um und mir fiel ein kleines Schränkchen auf. Oder war das eine Kommode? Also, was das auch ist, es ist sehr praktisch für Heddas Lernzeug. Es hat drei Schubladen und eine stabile Unterlage, auf der man hervorragend schreiben kann. Es bräuchte nur noch Räder, damit sie es überall hinziehen kann. Dieses Ding nehme ich auch noch, brauche aber Rollen und einen Schraubenzieher, um diese dann zu befestigen. Ich fand sie im Set und nahm sie mit. Jetzt ging ich endlich zur Kasse, legte alles aufs Band und war sehr zufrieden mit mir. Ich brachte den Einkauf zum Auto und fuhr in Heddas Wohnung. Ich fing sofort mit dem Aufbau an. Nach einer Stunde war alles fertig. Heddas Schuhe zogen in ein schönes, geräumiges Regal ein. Für alle Fälle brachte ich seitlich den Stoffschuhhalter an. Wer weiß, wo die Frau noch überall ihre Schuhe bunkert. Das Schubladenkommodending stellte ich jetzt mit Rädern versehen ins Schlafzimmer und packte Heddas Bücher und Notizen rein. Passt wie angegossen und es lässt sich leicht bewegen. Jetzt muss sie nicht mehr alles rumschleppen. Ich machte den Abwasch, packte die Pfannen aus und stellte fest, dass es für mich die Zeit wäre, nach Hause zu fahren. Die Zeit bei Hedda vergeht immer so schnell. Sogar, wenn sie nicht da ist. Ich wurde traurig, dass ich fahren muss, war aber glücklich, dass ich ihr was hinterlasse, was ihr sicherlich gefallen wird. Ich kenne doch meine Hedda, meine wunderbare Hedda. Ich packte meine Sachen zusammen und fuhr nach Hause.

Jetzt habe ich noch etwa eineinhalb Stunden Fahrt vor mir. Dann muss ich alles für die Arbeit vorbereiten und ein neuer Schichtblock von zwölf Tagen beginnt. Also werde ich meine Süße fast 2 Wochen nicht sehen. Wenn ich daran denke, will ich mich hinsetzen und weinen wie ein kleiner Junge, aber was soll's? Nur noch ein paar Jahre. Wir lieben uns und wir meistern das sehr gut. Das schaffen wir. Ich dachte an Hedda und unsere Zukunft, bis ich zuhause ankam. Ich ging an mein klingelndes Handy und hörte nur Knutschgeräusche und Dankesschreie.

„Danke, danke, danke, oh Noa, das hast du super gemacht! Und du hast sogar an Pfannen gedacht! Ich bin so froh, dich zu haben. Ich liebe dich, mein wunderschöner, sexy Mann und ich vermisse dich jetzt schon!"

Ich liebe es, wenn sie mir so etwas sagt. Da bin ich immer so gerührt und irgendwie hin und weg. Sie wünschte mir noch eine ruhige und angenehme Schicht und verriet mir, dass sie noch lernen wolle und sie jeden Tag telefonieren will.

Ich machte mich rasch fertig und fuhr zur Arbeit. Ach, da fällt mir ein, dass ich Lisa noch fragen muss, wie das zweite Date mit Jan war.

Meine erste Nachtschicht beginnt und ich denke schon an die letzte in zwölf Tagen, an meine Hedda und unsere gemeinsame Zeit.

36. Gute-Nacht-Kuss

Noas letzte Nachtschicht hat begonnen und meine letzte
Spätschicht aufgehört. Ab morgen sind wir wieder ein paar
Tage zusammen, aber ich habe das Gefühl, dass ich es nicht
mehr aushalten kann. Meine Sehnsucht nach ihm ist zu
groß, ich muss ihm schreiben!

*Ach mein Baby, ich bin nach Hause gekommen, bin so
müde und kaputt, werde jetzt was essen und dann duschen. Danach gehe ich schlafen. Aber ich bin traurig, ich
habe dich schon so lange nicht gesehen. Ich sehe deine Sachen, deine Regale, die Pfannen und vermisse dich so
schrecklich. Die unterschiedlichen Schichten und die Uni,
das alles ist ein bisschen viel. Ich will zu meinem Mann.
Ich will dich wieder küssen, in deine Arme sinken, mit
dir einschlafen, deinen Atem hören, wenn ich aufwache,
dich berühren, wenn ich mich im Bett umdrehe und dich
streicheln, wenn du bei mir liegst.*

Als ich mein Handy weglegen wollte, piepte es schon: Noa.

*Ach Schatz, ich vermisse dich doch auch SOO
sehr! Du fehlst mir, ich denke den ganzen Tag an
dich, an dein Lächeln, an deine Lippen, die ich
jetzt so gerne küssen will. Süße, schreib bitte,
wenn du schlafen gehst, damit ich noch einen
Gute-Nacht-Kuss senden kann.*

Werde ich tun, Liebling.

Ich habe gegessen, mich geduscht, mich eingecremt, mir
was Leichtes angezogen und bin ins Bett gegangen, aber ich
kann nicht schlafen. Ich bin müde und dennoch will ich zu

meinem Mann. Ihn sehen! Auch wenn es nur 5 Minuten sind. Mein Entschluss steht fest. Ich stehe auf, ziehe mir schöne Unterwäsche und eine lange Bluse an, ein paar Tröpfchen von meinem Lieblingsparfüm. Meine Haare sind noch offen.

Ich setze mich in mein Cabrio, machte trotz der Nacht das Verdeck auf und fuhr in der Vollmondnacht zu ihm in die Arbeit. In etwa zwei Stunden hat er Pause, da bitte ich ihn rauszukommen und hole mir meinen Gute-Nacht-Kuss ab. Oh ja! Ihn nur kurz sehen, ihn riechen, seine Lippen auf meinen spüren und kurz in seine breiten Arme gehen. Wieder in seine schwarzen Augen schauen. Oh Gott, ich liebe diesen Mann so wahnsinnig, ich bin verrückt nach ihm. Ich fuhr durch die warme helle Nacht und meine Haare trockneten im Wind. Ich denke an ihn und merke, dass mir der Kuss zu wenig wird. Oh mein Gott, je näher ich komme, desto größer wird mein Verlangen nach ihm. Was mache ich denn jetzt?

Ich bin angekommen, mein Verlangen nach ihm ist unermesslich Es ist zwei Uhr nachts, auf dem Parkplatz ist es dunkel und kein Mensch ist weit und breit zu sehen. Ich habe noch ein wenig Zeit und ich beschließe, meine Unterwäsche auszuziehen und lasse nur einen Knopf von meiner Bluse zu. Ich schreibe ihm eine SMS.

Baby, ich konnte ohne dich nicht einschlafen, ich vermisse dich so sehr. Ich will dich, und wie!!! Du hast gleich Pause, komm bitte raus auf den runden Parkplatz und gib mir einen Gute-Nacht-Kuss, ich warte auf dich.

Seine Antwort kommt prompt.

Oh meine Hedda, du kannst meine Gedanken le-
sen, ich wollte auch so sehr zu dir. Auch wenn es
nur ein paar Minuten sind. Ich bin gleich da!

Ich sehe, wie die Lichter angehen und da kommt mein Traummann mit glänzenden Augen und dem breitesten Grinsen auf den Lippen. Ich bin so froh und glücklich, erregt und voller Liebe. Er kommt zum Auto, ich steige aus und er sieht, dass ich fast nichts anhabe. Ich gehe in seine Arme. Er spürt meine erregten Brustwarzen. Ich nehme sein wunderschönes Gesicht in meine Hände und küsse ihn erst ganz zart.

Er haucht: „Oh Baby ich freue mich so, dass du da bist, du bist so heiß! Oh mein Gott, ich will dich lieben, am besten jetzt und auf der Stelle! Ich bin verrückt nach dir!"

Ich mache meinen Knopf auf und stehe jetzt ganz nackt und erregt vor ihm. Er stöhnt bei dem Anblick. Ich nehme seine Hand und gleite über meinen Busen und Bauch, über meinen Venushügel, spreize ganz leicht meine Beine und flüstere ihm ins Ohr „Schau nach, wie feucht ich bin."

Er steckt seinen Finger in meine Lusthöhle. Oh ja, ich muss stöhnen, er auch!

„Oh Baby, du bist so geil!"

Er küsst mich wild an meinem Hals, an meinem Busen. Ich hole seinen prächtigen Schwanz und stöhne brünstig: „Baby nimm mich, ich will ihn ganz tief in mir drinnen spüren."

Er hebt mich hoch und setzt mich auf sein Gemächt. Oh mein Gott! Es ist atemberaubend.

„Oh ja! Oh ja! BABY!"

Ich halte mich an seinem Hals fest, meine Beine um seine Hüften geschlungen, er wird schneller und er beißt in meine Brustwarzen. Er wird noch schneller, er stöhnt, er atmet immer tiefer und muss diesen anhalten, sein Kopf wandert nach oben und schaut den Sternenhimmel an, während er schreit, mich fest packt und kommt!

Mein Mann ist gekommen, seine Ladung war immens aufgrund der langen Zeit, in dem er so sparsam sein musste. Er drückt mich ganz fest an sich, jetzt würde er sich am liebsten an mich ankuscheln, aber er muss so schnell wie möglich wieder zurück. Er gibt mir noch einen Kuss, zieht sich rasch wieder an und lächelt beim Hineingehen nochmal verliebt zu mir.

Ich freue mich, dass ich ihn gesehen und gespürt habe, aber ehrlich gesagt, kann ich so schnell nicht kommen. Ich bin immer noch sehr erregt und voll mit seinem Liebessaft. So habe ich mir das nicht vorgestellt, aber realistisch wäre es nicht in gerade mal zehn Minuten. Na ja, der Wille zählt. Ich muss mich jetzt schnellstens sauber machen und nehme die Feuchttücher dafür aus meinem Handschuhfach und ziehe mein Höschen wieder an. Ich mache meine Bluse zu, setze mich ins Auto und will zurückfahren, als ich plötzlich eine SMS von meinem Schatz bekomme.

Baby, DANKE! Du bist die wundervollste Frau. Bitte fahr noch nicht. Ich kann dich nicht so stehen lassen, warte auf mich! Bin zum Chef gegangen und habe ihm gesagt, dass ich mich nicht gut fühle und Fieber habe und war dabei sehr glaubwürdig. Ich hatte sehr glasige Augen, war zappelig und verschwitzt. Ich habe mir einen halben Tag beziehungsweise Nacht Urlaub genommen.

Ich las es voller Vorfreude und wartete auf ihn. Mein wunderschöner Mann kommt raus, läuft auf mich zu, legt seine Tasche in den Kofferraum, geht zur Fahrertür, macht sie auf, gibt mir seine Hand und zieht mich zu sich hoch, nimmt mich wortlos in seine starken Arme und küsst mich so leidenschaftlich. Nach ein paar Sekunden voller Leidenschaft setzt er mich auf das geöffnete Verdeck und steigt ins Auto. Ich sitze erhöht hinten und er setzt sich auf den Rücksitz, wo meine Füße Platz fanden.

Er kniet sich vor mich hin und flüstert: „Meine Süße, du bist zu mir gekommen und warst so zauberhaft zu mir. Jetzt bist du dran. Ich will, dass meine Prinzessin so göttlich kommt, wie sie es verdient."

Er küsste mich auf meinen Mund, meinen Hals, mein Dekolleté und meinen Busen. So zärtlich und so heiß.

„Süße, leg dich hin und genieße es."

Er legt meinen Oberkörper auf das Verdeck, nimmt meine Beine in seine Hände, zieht mein Höschen wieder aus, küsst meine Schenkel und spreizt langsam meine Beine, was mich zum Stöhnen bringt. Ihm geht es genauso, als er meine Lustperle und meine Liebeshöhle im Vollmondschein sieht.

Er flüstert immer wieder: „Ich liebe dich so."

Er küsst langsam und zärtlich meinen Strich, dann ganz langsam meine Perle, er spreizt mit seinen Fingern meine Liebeshöhle. Jetzt fängt er ganz leicht mit seiner nassen Zunge an zu lecken und mein Becken fängt an zu tanzen. Es fühlt sich so unbeschreiblich gut an! Seine Zunge gleitet von oben nach unten und ich spüre seinem warmen Atem. Mich überkommt ein gewaltiges Kribbeln. Ich kann vor Erregung kaum stillhalten. Mein Becken muss immer rauf und runter und ich atme immer schneller. Es ist so himmlisch. Er steckt seinen Finger in meine warme Vulva. Dann noch einen und bewegt sie leicht eingewinkelt langsam rein und raus, seine Zunge kreist die ganze Zeit um meine Perle. Erst langsam und mit leichtem Druck, dann immer schneller und fester. Mit der Zungenspitze geht er nun ganz fest rein und leckt wieder die ganze Perle. Sie wird immer praller und ich immer geiler. Oh mein Gott, ich muss schreien. Ich atme so schnell und mir wird langsam schwarz vor meinen Augen. Er bewegt schon zitterartig seine Finger und leckt in kreisenden Bewegungen so fest, dass ich es kaum aushalten kann. Ich werde unruhiger und mein Körper zappelt. Ich kann kaum atmen, ich stöhne nur noch und das so laut, dass ich schreien muss. Oh mein Gott, ich komme! Ich muss jetzt kommen! Ich spüre meine Schweißtropfen aus meinen Poren, ich kann meinen Puls in allen Gliedmaßen spüren und jeden Schlag von meinem Herzen hören! Dieses Gefühl ist zu vergleichen mit einem inneren Feuerwerk, welches ich erlebe. Ich bin gekommen und das so ausgesprochen schön. Ich kann mich nicht bewegen, ich fühle mich gedeichselt und muss liegen bleiben. Er zieht langsam seine Finger aus meiner Liebesgrotte und bahnt sich langsam mit kleinen Küssen den Weg zu mir nach oben. Er sieht so friedlich und zufrieden aus. So voller Liebe.

Ich flüstere ihn stark atmend in sein Ohr: „Ich bin süchtig nach dir! Es gibt nicht genügend Worte, um zu beschreiben, was ich fühle."

Ich setze mich langsam auf, er umarmt und küsst meinen Bauch. Ich will zu ihm runter auf den Rücksitz. Ich merke, wie sein Prachtstück noch steht, so prall und so dick. Na ja, er hat mich befriedigt, er ist schon mal gekommen, aber mein Baby kann oft. Jetzt will ich was für ihn tun. Ich komme zu ihm, küsse ihn, nehme ihn an meine Hand und sage: „Ach, mein Baby hat noch Lust. Komm, wir machen was dagegen."

Wir stehen auf, schieben den Beifahrersitz nach hinten und er setzt sich. Ich ziehe seine Hose aus, nehme sein Glied in die Hand und lasse die Eichel hinaus und küsse sie. Er muss stöhnen. Er macht es sich auf dem Sitz bequem und ich setze mich auf ihn, nehme seinen Stab in meine Hand. Ich drücke ihn fest, dass sich das Blut anstaut, dann fahre ich ganz leicht über meine so befriedigte Höhle hin und her und nehme ihn in mich auf. Ich liebe es, wenn er in mir ist. Es fühlt sich so herrlich an. Er genießt es in vollen Zügen. Sein heißer Atem trifft meinen Busen und die Wallungen werden immer stärker. Er küsst und beißt meine Brüste. Wir küssen uns so leidenschaftlich, so heiß und er stöhnt leise und erregt: „Baby, ich muss gleich kommen."

Ich werde langsamer, damit er es länger spüren kann. Er drückt meinen Oberkörper zurück, weil er meine Perle nochmal verwöhnen will. Ich werde wieder himmlisch kommen. Er nimmt seinen Daumen, macht ihn in meinem Mund feucht, fasst mein Liebeszentrum an und massiert es in kreisenden Bewegungen. Das göttliche Kribbeln ist wieder da. Ich muss schneller werden. Wir spüren, wie wir bei immer kräftiger werdenden Stößen immer lauter atmen und stöhnen müssen, wie das Auto versucht zu springen und wir sehen beide unsere geliebten Silhouetten in dem weißen Mondschein. Ich spüre, wie wir beide immer näher dem Rausch der Sinne kommen und wir unsere Höhepunkte erlangen. Ich muss mich an seinen starken Unterarmen festkrallen, weil mein Kopf zu brummen beginnt und die Lust mich überkommt. Er gewährt mir den Vortritt und kommt gleich danach, indem er mich fest packt, mich so schnell und stark nimmt, dass es den Anschein hat, dass das Auto gleich die Reifen verlieren würde. Wir sind beide außer Atem, aber göttlich erschöpft. Ich kann nicht mehr.

Er drückt mich wieder an seine Brust und flüstert immer wieder: „Ich liebe dich, ich liebe dich so sehr."

Wir stehen langsam auf und nutzen wieder meine Feuchttücher. Ich lege mir ein Tempo ins Höschen, weil ich immer noch nass bin. Aber ich bin so zufrieden und so befriedigt, ich will nur noch ins Bett, mich an ihn ankuscheln und mit ihm einschlafen.

„Schatz, ich bin zu müde zum Fahren, magst du ans Steuer?"

Er nimmt den Schlüssel und wir fahren nach Hause. Ich bin mit ihm so zufrieden, glücklich und so verliebt wie noch nie zuvor. Ich schlafe unter dem Fahren ein. Als wir zuhause ankommen, weckt er mich nicht, sondern flüstert mir ins Ohr: „Meine Prinzessin, erschreck dich nicht, ich heb dich jetzt hoch und trage ich dich ins Bett."

Er nimmt mich mit seinen durchtrainierten Armen hoch und trägt mich in die Wohnung und ins Bett. Er zieht mich aus und küsst mich leicht am ganzen Körper. Er musste kurz lachen, als er mein Höschen auszieht und deckt mich zu.

„Gute Nacht, meine Schöne."

Er gibt mir meinen Gute-Nacht-Kuss.

Wegen dem bin ich eigentlich rübergefahren. Hätte es mir nicht ausdenken können, dass es so herrlich wird. Er geht ins Auto, holt die restlichen Sachen hoch, zieht sich aus und legt sich nackt zu mir ins Bett. Oh ja, genauso will ich einschlafen. Beide sind wir glücklich und befriedigt und so voller Liebe.

Er kuschelt sich an mich und nun kann ich richtig einschlafen. Mit meinem wunderbaren Mann, meiner Liebe und meinem Leben.

37. Unser Leben

Ab dem perfekten Date im Zaubergarten war unser Leben wundervoll. Wir verbrachten jede freie Minute miteinander. Alle Gedanken, dass wir es nicht schaffen würden, zerschlugen sich. Wenn sie noch arbeitete oder in der Uni war und ich bereits frei hatte, fuhr ich zu ihr. Ich kaufte ein, kochte ein paar Kleinigkeiten, wusch unsere Wäsche und wir genossen unser Leben. Wir machten Sport zusammen, gingen ins Kino, ins Theater oder auf Veranstaltungen, denn in München ist immer was los. Und wenn sie Ruhe wollte, kam sie zu mir. Wir genossen die Kleinstadt und die Ruhe und gingen oft und gerne in unseren Zaubergarten. Wir machten so vieles wie möglich zusammen und liebten uns immer und überall. Jedes Mal aufs Neue war es göttlich mit ihr. Ich liebte sie über alles und ließ sie das immer wissen. Ich sagte oft: „Hedda, du bist meine Traumfrau und mein Leben, für immer. Ich liebe dich, für immer."

Ich wusste, wenn das hier überstanden ist und sie mit der Uni fertig ist, dann will ich sie heiraten und eine Familie mit ihr gründen.

Das ist mein einziger Wunsch: Mit meiner Hedda, meiner wunderschönen Hedda versuchen, bis der Tod uns scheidet, glücklich zu bleiben.

38. Heddas Bedenken

Ich liebe Noa und mein Leben mit ihm ist wunderschön, aber einiges macht mir Gedanken, die immer lauter werden in mir. Er sagte: „Du bist mein Leben, für IMMER"

Aber immer ist so verdammt lang, ich bin doch erst am Anfang und soll schon ans Ende denken? Und es immer nur an der Seite eines Mannes verbringen?

Ist Noa MEIN Mann?

Der Einzige für mich? FÜR IMMER?!

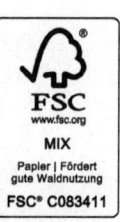

Zeitfracht Medien GmbH
Ferdinand-Jühlke-Straße 7
99095 Erfurt, Deutschland
produktsicherheit@kolibri360.de